AYUNO INTERMITENTE

Plan de comidas para perder peso

(1 mes de recetas para quemar grasa)

Naim Maya

Publicado Por Daniel Heath

© **Naim Maya**

Todos los derechos reservados

Ayuno Intermitente: Plan de comidas para perder peso (1 mes de recetas para quemar grasa)

ISBN 978-1-989853-39-9

TABLA DE CONTENIDO

Parte 1

Introducción

Felicitaciones por adquirir *El Ayuno Intermitente* y gracias por hacerlo.

Los siguientes capítulos hablarán acerca de los muchos y diferentes aspectos del ayuno intermitente y cómo este puede mejorar su salud y bienestar. El ayuno intermitente va más allá de no comer, así que le proporcionaremos varios tipos de planes con distintos resultados; pero la parte importante es descubrir cuál funciona mejor para usted.

Este libro le enseñará al principiante cómo realizar la transición al ayuno con mayor facilidad. Si se practica correctamente, el ayuno es una ayuda asombrosa para perder peso, y por eso, disiparemos cualquier duda sobre elpeligro que puede significar para su salud. También aprenderá cómo el ayuno intermitente puede acoplarse con una dieta cetogénica o basada en vegetales. Por último, también encontrará un reto de 30 días que le ayudará a comenzar un plan 16:8 de ayuno intermitente.

Antes de comenzar el libro, le pediré que defina qué es lo que usted está buscando eliminar. Con esto en mente, será capaz de sacar mayor provecho de la información contenida en estas páginas.

Existen muchos libros acerca de este tema en el mercado. Gracias de nuevo por elegir este. Cada esfuerzo se realizó para asegurar que está lleno de tanta información útil como fue posible ¡Que lo disfrute!

¿Qué es el Ayuno Intermitente?

El ayuno no es ningún fenómeno nuevo. Es una tradición antigua que ha superado el paso del tiempo. No sólo es usado para perder peso, sino para ayudar a la concentración, prevenir resistencia a la insulina, prevenir el Alzheimer, prolongar la vida y revertir el proceso de envejecimiento. En palabras de María Antonieta: "No hay nada nuevo, excepto aquello que se ha olvidado."

El ayuno intermitente implica ciclos de ayuno y comida. Esta dieta no dice nada acerca de los tipos de comida que se pueden tomar, sino más bien, *cuándo* necesita tomarlas. Existen distintos planes para el ayuno intermitente de los que hablaremos más adelante, pero todos dividen los días y las semanas en diferentes períodos de comida y ayuno.

Todo el mundo ayuna cada día mientras duerme. El ayuno intermitente puede ser realmente tan sencillo como extender un poco más ese tiempo, lo cual será realizado con facilidad simplemente saltando el desayuno y no comiendo hasta el almuerzo.

Esto significaría que está ayunando por un período de 16 horas cada día y restringiendo el tiempo en el que come a un lapso de 8 horas. A esto se le llama método 16:8, el cual profundizaremos más adelante.

Pese a la creencia popular, el ayuno intermitente es muy fácil de hacer. Mucha gente dice que se siente mejor y que tiene más energía durante sus ayunos.

Aunque hay un capítulo dedicado al hambre, éste no suele ser un gran problema. Lo que puede ser a veces, un problema es el inicio, ya que el cuerpo se está acostumbrando a no comer durante períodos más largos.

Cuando ayune, usted no tomará comida alguna que tenga calorías, pero sí podrá consumir bebidas no calóricas, tales como té, café y agua. Asegúrese de no añadir azúcar, crema u otro endulzante a su café o té.

Hay ciertos planes de ayuno intermitente que le permitirán tomar pequeñas porciones de comida baja en calorías mientras ayuna. También puede tomar suplementos durante el ayuno, siempre y cuando éstos no contengan caloría alguna.

La humanidad ha ayunado durante miles de años. Algunas veces lo hacían porque no tenían alimentos a su disposición; otras ayunaban por razones religiosas, pues en religiones tales como el budismo, el islam y el cristianismo, es obligatorio determinado tipo de ayuno.

Así como otros animales, los seres

humanos instintivamente ayunan a menudo cuando están enfermos, lo que demuestra que no existe nada anti natural en el ayuno, y que nuestros cuerpos se hicieron para apañárselas con largos períodos de tiempo sin alimentos.

Distintos procesos cambian dentro del cuerpo cuando no ingerimos alimentos durante períodos de tiempo más largos, así que nuestro cuerpo está capacitado para prosperar durante una hambruna; dichos procesos giran en torno a la reparación de hormonas, genes y células.

Cuando el cuerpo se encuentra en ayuno, existe una reducción significativa de los niveles de insulina y de azúcar en la sangre, así como un gran aumento de la hormona del crecimiento. Muchas personas escogen seguir un plan de ayuno intermitente para perder peso porque es una forma simple y efectiva de quemar grasa y restringir calorías.

Hay quienes escogen ayunar para beneficiar la salud metabólica porque mejora distintos indicadores de salud y reduce factores de riesgo. Existen algunos estudios y evidencias que afirman que el ayuno intermitente puede ayudarle a vivir por más tiempo. Experimentos realizados en roedores arrojaron como resultado que el AI (Ayuno Intermitente) es capaz de alargar la esperanza de vida, así como la restricción de calorías.

Además, algunas personas gustan de la conveniencia del ayuno intermitente. Es un simple truco útil que hará su vida más sencilla en tanto acrecienta su salud. Mientras menos comidas tenga que planificar, más fácil se volverá su vida. Usted ahorrará mucho tiempo al no tener que tomar alimentos tres, cuatro o más veces al día con la preparación y limpieza que ello involucra.

¿Es tan sólo ayuno?

Para ayudar a probar que el ayuno intermitente no es sólo un ayuno que no funcionará, he aquí una investigación que se refiere al plan de ayuno 5:2. En este tipo de ayuno, los participantes ingirieron alimentos normalmente durante cuatro días y luego comieron sólo de 500 a 600 calorías durante los restantes dos días de la semana.

Hay quienes sienten que este es un método más fácil de seguir, especialmente debido a que los dos días de baja ingesta de calorías no tienen que estar juntos. Un grupo australiano de investigadores probó la idea en 137 personas con sobre peso que también padecían diabetes tipo 2. Juntaron a los participantes obesos y asignaron al azar una dieta de ayuno intermitente o una dieta baja en calorías que debían seguir a diario.

En cada grupo se observó una relevante pérdida de peso a los tres meses de hacer la dieta y la mayoría fue capaz de mantener la pérdida de peso durante al menos un año e incluso, hubo quienes continuaron perdiendo peso.

Quienes siguieron la dieta baja en calorías, perdieron un promedio de 11 libras, y aquellos que hicieron el ayuno intermitente, perdieron en promedio 15 libras. Los científicos afirman que esta diferencia no es estadísticamente significativa.

En ambos grupos se observó una mejora

en los niveles de azúcar en la sangre específicamente, en la hemoglobina A1c. Sin embargo, esto no debería sorprender. La pérdida de peso mejora los síntomas de la diabetes y disminuye el colesterol y la presión sanguínea.

Según el Dr. Peter Clifton, de la Universidad de Australia del Sur, ninguna dieta parece ser mejor que otra. Lo importante es que aquellos que siguieron el plan de ayuno intermitente, lo encontraron más fácil de seguir que la dieta baja en calorías.

A los individuos del grupo de ayuno intermitente se les instruyó que debían ingerir de 500 a 600 calorías durante dos de los siete días de la semana. La única otra regla que debían seguir era que, durante esos dos días de restricción, tenían que comer al menos 50 gramos de proteína.

En un día normal de ayuno, ellos debían seguir un menú similar a este:

- Desayuno – un frasco de yogur dietético y una porción de fruta.
- Almuerzo – una lata de atún empacado

en agua y una taza de ensalada.

- Cena – un pecho de pollo de 3,5 onzas cocinado en una cucharadita de aceite y 1,5 onzas de vegetales bajos en carbohidratos. Además, podían comer gelatina dietética.

Aquellos que debieron seguir la dieta baja en calorías, tenían que comer de 1.200 a 1.500 calorías de las cuales, el 30% debía provenir de proteínas, 25% de grasas y 45% de carbohidratos.

El mayor secreto de su éxito parecía proceder de sus visitas frecuentes a un dietista reconocido.

La Pregunta Olvidada

¿Recuerda la frase de María Antonieta citada más arriba? Continuemos con ese pensamiento. La pregunta olvidada de la pérdida de peso es: "¿Cuándo deberíamos comer?" Esta pregunta de la frecuencia con la que se come, no se ignora en ningún momento de la vida. Caer de un edificio de 1000 pies de alto, le matará una vez; pero, ¿es igual a caer de una pared de 1 pie de alto por 1000 veces? Para nada, aunque la distancia total continúa siendo de 1000 pies.

Todos los alimentos harán que sus niveles de insulina se eleven en una cierta cantidad. Comer el tipo correcto de alimento previene altos niveles de insulina, pero no ayuda a bajarlos. Algunos alimentos son mejores que otros; no obstante, todos causarán que su insulina se eleve. La clave para prevenir la resistencia es mantener periódicamente bajos niveles de insulina. Si todos los alimentos incrementan sus niveles de insulina, la única cosa que debe hacer es abstenerse de alimentos por completo. He aquí, cuando el ayuno se convierte en la respuesta.

En vez de tratar de encontrar algún milagro exótico y nunca antes probado, necesitamos adentrarnos muy, muy atrás en el pasado y sus ancestrales tradiciones medicinales. El ayuno es probablemente una de las tradiciones curativas más antiguas en la historia de la humanidad. Casi todas las religiones y culturas la han practicado.

Abrir los ojos desmesuradamente es la

misma reacción que sucede cada vez que el ayuno se menciona ¿Morir de inanición? ¿Ese es tu secreto? No. El ayuno es una bestia totalmente diferente. La inanición es tener que abstenerse de alimento involuntariamente. No es deliberada o controlada. La gente que muere de inanición no tiene idea de cuándo o dónde tomará su próxima comida. En cambio, el ayuno es la abstención voluntaria de alimento debido a salud o asuntos espirituales entre otras razones. Es la misma diferencia que hay entre morir de vejez o suicidarse. Jamás debería confundir esos términos. Usted puede ayunar durante cualquier período de tiempo, desde sólo algunas horas hasta meses. El ayuno es ciertamente una parte de la vida cotidiana. El desayuno, que comemos a diario, es justamente el nombre que se le da a la comida que rompe nuestro ayuno.

Tradición Histórica

El ayuno es una tradición curativa antigua y esparcida por el todo mundo. Se cree que Hipócrates de Cos es el padre de la medicina moderna. Entre muchos tratamientos que él prescribió durante su vida, estaba la práctica del ayuno y el consumo de vinagre de cidra de manzana. Una vez Hipócrates dijo: "Comer cuando estás enfermo es alimentar tu enfermedad". Plutarco, un escritor e historiador de la Grecia antigua, se hizo eco de ello. Él creía que "En lugar de utilizar medicina, es mejor ayunar hoy".

Los antiguos griegos también creían que el tratamiento podía ser contemplado en la naturaleza. Los seres humanos, como la mayoría de los animales, no ingieren alimentos cuando están enfermos, debido a lo cual el ayuno es conocido como el "médico interior". Este es el instinto de ayuno que causa que humanos, perros y gatos se vuelvan anoréxicos cuando enferman. Es una sensación muy familiar para todo el mundo. Piense en la última vez que tuvo gripe. Es más que probable que la última cosa que usted quería era comer. Significa eso que el ayuno es un instinto humano contra muchos tipos de enfermedades y que está arraigado en la herencia humana y es tan viejo como la humanidad misma.

Los griegos creían que el ayuno mejoraba las habilidades congnitivas. Piense en el último banquete en el que participó, como la cena de Acción de Gracias o la de Navidad ¿Recuerda haberse sentido con más energía y haber estado más alerta después de comer? ¿O se sentía más bien somnoliento y dopado? Seguramente sintió esto último. Cuando usted ingiere un gran número de alimentos, la sangre se desvía a su sistema digestivo para encargarse de los nutrientes, lo cual deja una menor cantidad de sangre que se dirige al cerebro. Esto es lo que se conoce como coma alimenticio.

Existen más gigantes intelectuales que creen en el ayuno. Philip Paracelsus, fundador de la toxicología y uno de los tres padres de la medicina occidental moderna, afirmaba que "El ayuno es el remedio más grande, el médico interior". Incluso uno de los padres fundadores de América, Benjamín Franklin, creía en el poder del ayuno para ayudar a curar los problemas de salud.

El ayuno por razones espirituales aún permanece como parte de casi todas las religiones en el mundo. Tanto Mahoma como Jesús y Buda compartían una creencia común: el poder curativo del ayuno. En cuanto a religión se refiere, el ayuno generalmente alude a purificación o limpieza, pero casi todas tienen en mayor o menor grado, el mismo significado. Esta práctica fue desarrollada independientemente entre distintas culturas y religiones, no como algo dañino, sino como algo beneficioso tanto para el espíritu como para el cuerpo.

Los budistas normalmente consumen alimentos sólo en la mañana y ayunan desde el mediodía hasta la mañana siguiente. También practican ayunos donde sólo beben agua durante días o incluso semanas. Los cristianos ortodoxos griegos, tienden a seguir distintos tipos de ayuno por 180 a 200 días al año. El Dr. Ancel Keys siempre creyó que Creta era el hijo póstumo de una dieta saludable del Mediterráneo. Cuando se desmoronó su teoría debido a los hechos, había un factor importante que él descartó: la mayoría de la población de Creta seguía la tradición de ayunar de los ortodoxos griegos.

Durante el mes sagrado del Ramadán, los musulmanes ayunan desde el amanecer hasta el ocaso. El profeta Mahoma creía que era beneficioso ayunar los lunes y jueves. De los ayunos en las distintas religiones, el Ramadán es el más estudiado. Este período de ayuno difiere de muchas otras costumbres en que también se prohíbe tomar cualquier fluido, por lo que, no sólo siguen el ayuno, sino además se someten a una leve deshidratación. Igualmente, debido a que se les permite alimentarse antes del amanecer y después del ocaso, algunos estudios recientes han arrojado como resultado que la ingesta calórica diaria se puede incrementar significativamente durante este tiempo. Este atiborrarse de comida ciertamente niega algunos de los beneficios del ayuno.

El ayuno es una idea que ha superado el examen del tiempo. Las tres personas que más influenciaron la historia concuerdan en que el ayuno es útil ¿De verdad piensa usted que si esta práctica fuese tan dañina no lo habríamos descubierto miles de años atrás?

Beneficios del Ayuno Intermitente

Ahora ya conoce lo que es el ayuno intermitente y sabe que las personas lo han practicado durante miles de años, mayormente por razones religiosas; no obstante, hoy día la ciencia se ha topado con que el ayuno puede traer numerosos beneficios para la salud.

Hugh Jackman afirma que el ayuno le ayudó a alcanzar la forma física deseada para interpretar el papel de Wolverine. Un gran número de Reditores (miembros de la página web Redditors, tal como los Youtubers son miembros de YouTube. N del T), sostiene que ha contribuido a perder alrededor de 40 libras. Pero hay quienes discuten que el ayuno intermitente puede proporcionar aún mayores beneficios. Existen muchas historias que sugieren que el ayuno puede estimular el sistema inmunológico y los científicos han comenzado a observar su capacidad para mejorar la salud cardíaca y disminuir el riesgo de cáncer.

En el año 2014 Valter Longo, bioquímico y jefe del Departamento de Anti Envejecimiento de la Universidad del Sur de California, realizó un estudio en pacientes con cáncer y en roedores. Ambos grupos ayunaron por un período de cuatro horas. Durante este período de ayuno, tanto los pacientes con cáncer como los ratones, se deshicieron de las células sanguíneas viejas. Luego de romper el ayuno, sus cuerpos crearon células nuevas y brillantes para reemplazar las células descartadas, lo cual, efectivamente, regeneró sus sistemas inmunológicos (Longo y Mattson, 2014).

Estos resultados significaron que, durante un período prolongado de ayuno, el cuerpo pudo defenderse contra los severos efectos secundarios de la quimioterapia en los pacientes con cáncer e incluso estimular el sistema inmune de una persona sana.

La Escuela de Medicina de la Universidad de Yale, realizó un estudio en el 2015 que llegó más lejos y en el cual resultó que, tanto la dieta como el ayuno crearon un componente que impidió que el sistema inmunológico concibiese una proteína ligada frecuentemente a enfermedades como la arterosclerosis y la diabetes. Igualmente, este estudio incluyó tanto ratones como seres humanos (Nature Medicine, 2015).

Cuando se ayuna, lo que básicamente sucede dentro del cuerpo es que la energía que contribuye a la acumulación de grasa, es transformada en otra forma de energía distinta.

Nuestro cuerpo utiliza glucosa o azúcar como combustible, pero cuando ayunamos por largos períodos de tiempo, éste agota la glucosa para continuar funcionando, por lo cual busca otra fuente de energía. Aquí es cuando el cuerpo comienza a convertir la grasa corporal en ácidos grasos que son fácilmente absorbidos por la sangre.

Dichos ácidos producen unas moléculas conocidas como cetonas que son utilizadas para producir energía.

Stephen Anton, investigador del Colegio de Medicina de la Universidad de Florida en Gainesville, se refiere a este proceso como "voltear el interruptor metabólico".

Dicho interruptor puede terminar activándose después de cierto período de ayuno. Esta es la graduación, donde su metabolismo se trasvasa en el tiempo para utilizar grandes cantidades de cetonas en la producción de energía. Los investigadores profundizaron en esto, más para descubrir cómo se activa el interruptor, que para conocer los beneficios que podría acarrear. Ese estudio se publicó en el periódico *Obesity* (Obesidad) y sugiere que esta estrategia es más saludable debido a que las cetonas no tensan las células tanto como los productos derivados de otras dietas.

Echemos un vistazo a los muchos beneficios que puede obtener del ayuno intermitente.

Importante Pérdida de Peso

Anton y su equipo explicaron que este interruptor metabólico normalmente ocurre después de 12 horas de ayuno, aunque puede variar de acuerdo a cada individuo (Anton, et al. 2017).

Su equipo se enfocó mayormente, en los dos mejores planes de ayuno: el primero, basado en el tiempo de restricciones, en el cual quien lo realiza, ayuna durante 16 horas cada día para luego permitirse ingerir cualquier cantidad de alimentos.

En el segundo plan en el que se enfocaron, el participante escoge días alternativos de ayuno total y el resto de los días puede comer sin límites. Sencillamente se alternan días de bajo consumo calórico y días sin restricciones de ningún tipo.

El equipo revisó estudios ya existentes, en los que encontraron que en todos los tipos de ayuno intermitente hubo una pérdida de peso significativa. En las diez pruebas de ayuno intermitente alternando los días, los resultados concluyeron que esa estrategia era efectiva pues, se alcanzó a perder unas libras extra. En tres de cuatro estudios enfocados en el plan que alterna los días, se observaron resultados muy similares.

En términos más amplios, el ayuno intermitente permitirá que se realicen menos comidas. Siempre y cuando usted no pierda la cabeza en los momentos en que se le permite comer, perderá peso de forma natural.

Adicionalmente, este tipo de dieta aumenta las funciones de las hormonas que facilitan la pérdida de peso. Altos niveles de norepinefrina, niveles de insulina más bajos y niveles de hormona del crecimiento más altos, incrementan el colapso de grasa corporal facilitando así la utilización de energía proveniente de las grasas.

Debido a lo anterior, el ayuno de corto tiempo incrementa su metabolismo en alrededor de 14 por ciento, lo cual le ayudará a quemar aún más calorías. Es decir, que el ayuno intermitente funcionará perfectamente en ambos lados de la ecuación calórica, ya que se reducirá a cuántas calorías ingiere y cuántas calorías quema.

Según una investigación del año 2014, el ayuno intermitente fue la causa de la pérdida de peso de los sujetos en un tres a un ocho por ciento en un período de 3 a 24 semanas. Asimismo, pudieron perder de cuatro a siete por ciento de la circunferencia abdominal, lo que quiere decir que quemaron grasa abdominal, siendo esta la más dañina de las grasas corporales.

Otro estudio descubrió, además, que el ayuno intermitente causa menor pérdida muscular que una típica dieta prolongada de restricción de calorías (Barnosky, et al. 2014).

El Ayuno Intermitente Cambia las Funciones Hormonales, las Células y los Genes

Cuando se abstiene de comer por un rato, distintas cosas cambian dentro de su cuerpo. Por ejemplo, se inicia un importante proceso de reparación celular, lo que modificará los niveles hormonales a fin de tener fácil acceso a la grasa almacenada. A continuación, algunos de los cambios que ocurren en su cuerpo mientras ayuna:

- Niveles de insulina – Durante el ayuno sus niveles de insulina descienden significativamente, lo cual facilita la quema de grasa.
- Hormona del crecimiento humano – Los niveles de la hormona del crecimiento en la sangre se pueden incrementar hastacinco veces, lo que favorece la quema de grasa y el aumento de la masa muscular, entre otros beneficios.
- Reparación celular – El ayuno induce al cuerpo a realizar una notable reparación celular; así es como se deshace de los desechos de las células.
- Expresión genética – Muchos cambios suceden en varias moléculas y genes relacionados con la longevidad y la protección contra las enfermedades.

La mayoría de los beneficios procedentes del ayuno intermitente, son derivados de estos cambios hormonales, genéticos y celulares.

Reduce la Resistencia a la Insulina y Disminuye el Riesgo de Diabetes Tipo 2

Cada día, más y más personas son

diagnosticadas con diabetes tipo 2. La característica que más se presenta es tener altos niveles de azúcar en la sangre, por lo que se adquiere resistencia a la insulina.

Cualquier cosa capaz de reducir la resistencia a la insulina, debería bastar para ayudar a reducir los niveles de azúcar en la sangre y disminuir el riesgo de contraer diabetes tipo 2. En diferentes estudios, el ayuno intermitente ha demostrado ser muy efectivo para reducir la resistencia a la insulina, lo que puede llevar a una disminución impresionante de los niveles de azúcar en la sangre.

En estudios con humanos, el ayuno redujo el azúcar en la sangre de los participantes de tres a seis por ciento, mientras que los niveles de insulina disminuyeron de 20 a 31 por ciento. En una investigación realizada en ratas diabéticas, se encontró que el ayuno ayudaba a proteger los riñones, lo cual es la complicación más severa de la diabetes.

Esto nos dice que el ayuno intermitente puede proteger grandemente a las personas que se encuentran en gran riesgo de contraer la diabetes tipo 2. Sin embargo, existen algunas diferencias en cuanto a sexo. Un estudio arrojó como resultado que las mujeres que tenían bajo control el azúcar en la sangre, empeoraron después de un plan de ayuno intermitente de 22 días. *

Reduce la Inflamación y el Estrés Oxidativo

El estrés oxidativo es una de las mayores causas de la vejez y puede ocasionar muchas enfermedades crónicas. Este proceso supone moléculas inestables conocidas como radicales libres que, al reaccionar con otras importantes moléculas como el ADN y las proteínas, las dañan.

Varios estudios demuestran que el ayuno intermitente es capaz de aumentar los niveles de resistencia a este tipo de estrés. Adicionalmente, los estudios han arrojado que el ayuno combate la inflamación, la cual es otra parte importante de todas las enfermedades comunes.

Beneficia la Salud Cardiaca

El mayor asesino en el mundo es la enfermedad cardiaca. Existen diferentes indicadores de salud que incrementan o disminuyen el riesgo de un individuo de padecer un ataque al corazón.

Los investigadores han descubierto que el ayuno intermitente puede mejorar distintos factores de riesgo, tales como niveles de azúcar en la sangre, indicios de inflamación, triglicéridos en la sangre, colesteroles totales LDL y presión arterial.

Sin embargo, la mayoría de esta información está basada en estudios realizados en animales. Los efectos que el ayuno tiene en la salud cardiaca, necesitan ser investigados un poco más en humanos antes de poder concluir que, en efecto, es beneficioso.

Induce Varios Procesos de Reparación Celular

Cuando una persona ayuna, las células de su cuerpo comienzan un proceso de remoción de desecho celular, conocido como autofagia. Este proceso implica la destrucción y metabolización disfuncional de las células y de las proteínas estropeadas que, con el tiempo, crecen dentro de las células. El incremento de la autofagia protege contra muchas enfermedades, incluyendo el Alzheimer y el cáncer.

Puede Prevenir el Cáncer

El cáncer es una enfermedad terrible que se caracteriza por el crecimiento incontrolado de las células. Se ha descubierto que el ayuno intermitente aporta muchos efectos benéficos en el metabolismo que pueden resultar en la disminución del riesgo de contraer cáncer.

Aún se necesitan más estudios en humanos, pero hay evidencia prometedora de investigaciones en animales que indican que el ayuno ciertamente ayuda a prevenir distintos tipos de cáncer. Existe poca evidencia en pacientes humanos con cáncer que demuestra que el ayuno realmente reduce los efectos secundarios asociados a la quimioterapia.

Es Saludable para el Cerebro

Lo que es bueno para el cuerpo, tiende a ser alimento para el cerebro. El ayuno intermitente es capaz de ayudar en varias fases metabólicas que también son beneficiosas para la salud del cerebro.

Estas incluyen: disminución de la resistencia a la insulina, bajos niveles de azúcar en la sangre, disminución de la inflamación y reducción del estrés oxidativo. Existen varias investigaciones realizadas en ratas que demuestran que el ayuno intermitente incrementa el crecimiento de nuevas células nerviosas, lo cual beneficia el funcionamiento cerebral.

Asimismo, incrementa los niveles de una hormona conocida como factor neurotrófico derivado del cerebro (BDNF por sus siglas en inglés. N del T). De encontrarse una deficiencia en el BNDF, puede causar depresión y otros problemas severos. Los estudios en animales han descubierto que el ayuno intermitente es capaz de ayudar a proteger contra el daño causado por derrame cerebral. **

Ayuda a Prevenir el Mal de Alzheimer

El Alzheimer es una de las enfermedades neurodegenerativas más comunes en el mundo. Hasta hoy, no existe cura por lo que lo mejor que se puede hacer, es prevenir.

Una investigación llevada a cabo en ratas resultó en que el ayuno intermitente puede retardar la aparición de los síntomas del Alzheimer o disminuir su severidad. En una serie de informes de casos, el cambio en los hábitos entre los cuales se añadió un ayuno diario de corta duración, se logró mejorar grandemente los síntomas de Alzheimer en nueve de diez pacientes.

Los estudios en animales también sugieren que el ayuno protege a las personas de otras enfermedades neurodegenerativas, tales como la enfermedad de Huntington y el Parkinson. Sin embargo, aún se requiere realizar más estudios en humanos. ***

Le Ayudará a Vivir Más

Una de las mejores cosas que el ayuno intermitente puede hacer por usted, es aumentar su esperanza de vida. Investigaciones realizadas en ratas arrojaron como resultado que el ayuno aumenta la esperanza de vida de manera similar a una dieta baja en calorías.

En algunos estudios hubo resultados

dramáticos, donde las ratas que habían ayunado cada dos días, terminaron viviendo 83% más que las ratas que no ayunaron.

Esto está lejos de ser probado en humanos, pero el ayuno se ha convertido en una dieta bastante popular entre el público anti envejecimiento. Dados los beneficios que se conocen acerca del metabolismo y los indicadores de salud, tiene perfecto sentido que el ayuno podrá ayudarle a vivir saludablemente por más tiempo.

*Esto no significa que no funcionará para usted, pero es algo que debe tener en mente, especialmente si se es diabético.

**Únicamente se han realizado estudios en ratas acerca de los efectos que tiene el ayuno en los síntomas de derrame cerebral. Se requieren mayores estudios en humanos.

***Las investigaciones de los efectos que el ayuno intermitentetiene en el Alzheimer han sido probadas sólo en animales. No existe evidencia alguna de su eficacia en seres humanos.

Tipos de Ayuno Intermitente

Puesto que el ayuno intermitente parece tan sencillo como dejar de comer por unas horas al día, existen varios tipos de plan de los cuales elegir. Cada uno se sentirá diferente y algunos pueden dificultarse más que otros. Pero esto es algo bueno, pues significa que hay un plan perfecto para cada quien.

De los muchos planes que existen, veremos los siete más populares. Los más comunes funcionan para aprovechar todos los beneficios del ayuno, pero distintos métodos proporcionan mejores resultados que otros en diferentes personas. No marchará bien si siente que tiene que forzarse a sí mismo a seguir cierto plan, por lo que aconsejo escoger el que mejor se adecúe a usted.

Entonces, ¿qué es lo primero que necesita hacer para comenzar? Cada método contiene sus propias directrices acerca de cuánto tiempo debe ayunar y lo que puede comer durante el período de "alimentación". Más abajo encontrará los

planes más utilizados y los conocimientos básicos de cómo funciona cada uno. *
En otro capítulo hablaremos acerca de las personas que deben o no seguir un plan de ayuno intermitente, pero por ahora le advierto que, si tiene alguna condición médica, necesita consultar con su terapeuta antes de cambiar su rutina. **

Lean Gains(se refiere a ganar masa muscular. N del T)

Este plan de ayuno intermitente, creado por Martin Berkhan, está más dedicado a aquellos que van al gimnasio y quieren perder más peso y ganar masa muscular.

Cómo funciona: las mujeres ayunan diariamente por 14 horas y los hombres 16, e ingieren alimentos el resto del día. *** Durante el ayuno, no se permite consumir caloría alguna. Sin embargo, puede masticar goma de mascar sin azúcar, tomar té, café negro y edulcorante libre de calorías. La mayoría de las personas que practican el Lean Gain, prefieren ayunar durante la noche y la mañana. El ayuno se rompe por lo general, seis horas después de Al levantarse. Este es un plan que se adapta facilmente a cualquier estilo de vida, pero es importarte asegurarse de mantener un paréntesis alimentario coherente. De otro modo, sus hormonas pueden desfasarse, haciendo más difícil apegarse al plan.

Cuándo y qué come durante el paréntesis alimentario, dependerá de cuándo escoja ejercitarse ya que, en los días de entrenamiento, deberá tomar más carbohidratos y en los días de descanso intensificará su ingesta de grasas. Necesita incrementar cada día equitativamente dicha ingesta de proteínas, pues ésta variará dependiendo de su nivel de actividad, grasa corporal, edad, sexo y de sus metas. Sin importar el plan que tome, es mejor que prefiera alimentos enteros y no procesados. No obstante, si usted no goza del tiempo que requiere la preparación de una comida, puede reemplazarla por una barra energética o un batido de proteínas con moderación.

La mejor parte de esta dieta es que en la mayoría de los días, la frecuencia de las comidas no es importante. Puede comer lo que quiera durante esas ocho a diez horas de paréntesis alimentario. Dicho sea de paso, casi todas las personascreen que resulta más sencillo dividir el paréntesis en tres comidas.

Aunque este plan es flexible en cuanto a cuándo comer, el plan Lean Gains posee lineamientos precisos con respecto a lo que se permite comer, específicamente durante el entrenamiento. Debido al estricto programa y plan de nutrición que tiene que funcionar junto con sus ejercicios, permanecer fiel a este método puede resultar un poco más difícil.

Si está tomando en serio seguir el plan Lean Gains, podrá encontrar más directrices e información en la siguiente página web: https://leangains.com/.

Coma-Pare de Comer-Coma

Este método de ayuno intermitente, creado por Brad Pilon, es un buen plan para los comensales de comida saludable que buscan recibir un estímulo extra.

En este plan, usted ayuna 24 horas una o dos veces por semana. Durante este ayuno de 24 horas, no consumirá ninguna comida con calorías, pero puede tomar cualquier bebida dietética. Una vez que el ayuno termina, puede comer con normalidad. Pilon afirma que se debe "Actuar como si no estuviese ayunando". Asimismo, explica que algunas personas gustan de concluir sus ayunos disfrutando de un banquete a su hora normal de comida, mientras que otras se conforman con tomar una pequeña merienda. Esto significa que puede programar el fin de su ayuno de la manera que mejor le convenga y ajustar este momento para que coincida con su horario.

¿Cómo trabaja esto? Comer de esta manera le ayuda a reducir su promedio de ingesta calórica sin limitar las comidas que ingiere, sino más bien, la frecuencia. Es importante que incorpore ejercicio regular puesto que, además de ser la clave del éxito de este plan, mejora su composición corporal.

Pese a que el ayunar por 24 horas puede parecerle eterno, lo bueno de este método es que es extremadamente flexible. Al comienzo, no tiene que ir a por el todo o nada. Más bien, se le permite ayunar por el tiempo que usted sea capaz de aguantar, para luego aumentar su período de ayuno a medida que su cuerpo se ajusta. Pilon dice que es una buena idea iniciar en el momento en que se encuentre ocupado y en un día en que no tenga que enfrentarse a compromisos durante las comidas.

Otra ventaja de este método es que no tiene prohibida comida alguna y tampoco tiene que contar calorías, pesar los alimentos o restringir su dieta, lo que significa que es extremadamente fácil de seguir. Esto no quiere decir que tendrá una dieta libre de todo. Aún necesita actuar como adulto. Asegúrese de comer con moderación y podrá comer lo que quiera - un pedazo de ese pastel de cumpleaños, pero no el pastel entero.

La desventaja es que el no comer nada durante 24 horas se dificulta para algunos, en especial al comienzo. Mucha gente que se esfuerza por extender los períodos sin alimentos, tienden a sufrir de algunos síntomas como ansiedad, fatiga, dolores de cabeza o mal humor. También puede ser tentador darse un atracón de comida después del ayuno, pero lo único que necesita es auto control para prevenir que esto suceda.

Si está interesado en conocer con más detalle este método de ayuno, puede ingresar a http://www.eatstopeat.org/

La Dieta del Guerrero

Este método de ayuno intermitente fue concebido por Ori Hofmekler y está dirigido a personas extremadamente devotas que gustan de seguir las reglas.

Quienes siguen este plan, ayunan por 20 horas cada día para luego comer una única gran comida por la noche. Lo que se come y cuándo se come durante este banquete, es importante para el éxito de este método. La filosofía detrás de esto se basa en proveer al cuerpo los nutrientes necesarios de manera tal que se sincroniza con su ritmo circadiano. Nuestra especie se supone que es de comedores nocturnos.

Durante su período diario de 20 horas de ayuno, se enfocará en comer muy poco. Se permite unas pocas porciones de vegetales crudos y frutas, pequeñas porciones de proteína y jugos frescos. Esto está hecho para maximizar la respuesta "lucha o huye" del sistema nervioso simpático, que estimula la quema de grasa, aumenta la energía y favorece el estado de alerta.

Las cuatro horas que tiene permitido comer son llamadas por su creador fase "sobre-comer", deben ocurrir de noche para maximizar la habilidad del sistema nervioso simpático de promover la digestión, la relajación, la calma y la recuperación. Asimismo, su organismo utiliza los nutrientes que consume para repararse. Comer de noche también ayuda al cuerpo a producir hormonas y quemar grasa durante el día. Debe consumir grupos específicos de comida de una manera particular en esas cuatro horas. Comenzará con vegetales, proteínas y grasas. Luego, y sólo si usted está ciertamente hambriento, puede añadir algunos carbohidratos.

Muchas personas eligen este método porque durante el ayuno se permiten pequeñas meriendas, lo que lo hace más llevadero. Tanto en la metodología del plan, como enla sección de historias exitosas de la página web, los participantes refieren un incremento en los niveles de energía y en la pérdida de grasa.

Aunque es agradable contar con algunas meriendas en lugar de abstenerse por completo de alimentos durante el ayuno, se le pueden dificultar los lineamientos a seguir al momento de comer. El inflexible plan de comida y el horario pueden terminar interfiriendo con reuniones sociales. También puede ser arduo comer una única comida en la noche, así como seguir las estrictas reglas de qué comer y cuándo, y es extremadamente difícil para personas que no gustan de hacer grandes comidas tarde en la noche.

Pierda Grasa Para Siempre

Este es un método de ayuno intermitente diseñado por Dan Go y John Romaniello, para aquellas ratas de gimnasio que disfrutan sus días de hacer trampas.

Si no está completamente satisfecho con las dietas anteriores, este método es para usted. Combina lo mejor de las dietas lean gains, del guerrero y coma-pare de comer-coma, en un solo plan. Asimismo, recibe un día de hacer trampas cada semana, seguido de un ayuno de 36 horas. Luego de esto, el resto del ciclo de siete días se divide en distintos protocolos.

Go y Romaniello sugieren esperar al día en que se está más ocupado para hacer el ayuno más largo, porque será más productivo y le permitirá estar más enfocado. El plan también requiere que usted siga un programa de entrenamiento para quemar una mayor cantidad de grasa de una manera sencilla.

Los autores afirman que, aunque todo el mundo ayuna a diario, durante las horas que no comemos, la mayoría lo hacetan caprichosamente que es más difícil obtener algún resultado. Pierda grasa para siempre proporciona un programa de siete días de ayuno tal,que le capacita a conseguir un horario más estructurado y sacar el mayor provecho fuera del período de ayuno.

La otra cara de la moneda es que, si no

sabe manejar los días de trampa de manera saludable, este pudiera no ser el mejor método para usted. Adicionalmente, puesto que el plan es específico acerca del ayuno y el horario de alimentación, esta dieta puede terminar resultando confusa de seguir. Así que, hágase con un calendario que muestre cómo va a ayunar y a ejercitarse cada día para facilitar el trabajo.

Si está interesado en seguir este método, puede encontrar más información en su página web siguiendo el siguiente enlace: http://omegabodyblueprint.com/. ****

Ayuno Alternando los Días

Este programa, creado por el médico James Johnson, M.D., está dirigido a aquellas personas disciplinadas que tienen en mente una meta específica.

Se trata de un método muy sencillo: usted come sólo un poco un día y normalmente el siguiente día. En los días en que come poco, tomará un quinto de su ingesta normal de calorías. Es decir, digamos que usted ingiere 2.000 calorías diarias; en los días de ayuno, consumirá de 400 a 500 calorías.

Para que el día de ayuno se haga más fácil, Johnson afirma que es una buena idea consumir batidos sustitutivos de comida, pues están fortificados con importantes nutrientes y puede beberlos sorbos durante el día, en lugar de dividirlos entre pequeñas comidas. Sin embargo, sólo tomará los batidos durante las dos primeras semanas de esta dieta, luego de lo cual, necesitará tomar verdaderos alimentos en los ayunos. Después de un día de ayuno, coma normalmente, luego enjuague y repita. *****

Este método se enfoca en la pérdida de peso, así que, si eso lo que busca, este es un buen programa para usted. En promedio, las personas que disminuyen su ingesta de calorías en un 20% a 35%, notan una pérdida de alrededor de dos y media libras a la semana.

Este es un programa sencillo de seguir, pero es también extremadamente fácil sucumbir a una comilona en los días en que se come con normalidad. La mejor manera de mantenerse es planificar sus comidas con antelación. De este modo, usted no se encontrará en la ruta del drive-thru con un rugido en su estómago. (drive-thru: restaurante donde se sirve comida en el auto. N del T)

El Método 16:8

Es la forma más común de ayuno intermitente y funciona bastante bien para casi todo el mundo.

Este método supone ayunar durante 16 horas diariamente para un paréntesis alimenticio de 8 horas, durante el cual, se permite tomar toda la ingesta calórica del día.

Es tan sencillo como no desayunar y hacer la primera comida del día a la 1 de la tarde y cenar a las 9 de la noche, para que el ayuno dure desde las 9 hasta la 1 de la tarde del día siguiente.

Algunas personas sugieren que las mujeres deben ayunar únicamente de 14 a 15 horas porque les va mejor con ayunos más cortos, pero todo depende de su organismo. Aquellos que tienden a sentir hambre en las mañanas y disfrutan del desayuno, este podría ser un método difícil de seguir, mientras que será instintivo comer de este modo para aquellos que acostumbran saltarse la comida matutina.

Se permite beber agua, café u otras bebidas no calóricas durante el ayuno, lo que ayudará a reducir sus niveles de hambre. En los paréntesis alimentarios, debe comermayormente alimentos saludables, pues no perderá peso si lo único que ingiere es comida chatarra.

Este es probablemente la forma más natural de ayuno intermitente, y la mayoría piensa que no requiere de esfuerzo.

El Método Crescendo(del italiano. crescendo, que significa crecer. N del T): Las mujeres pueden ayunar sin molestar sus hormonas ni sorprender alguna parte de sus organismos al utilizar este método. El Método Crescendo es una de las técnicas más seguras para las damas.Consta deun período de ayuno de 12 a 16 horas para un paréntesis alimentario de 8 a 12 horas, donde las chicas pueden disfrutar de sus comidas.Las horas de ayuno se distribuyen por pocos días, digamos, martes, jueves y sábado durante las dos primeras semanas y luego se añade un día más de ayuno activo, y así, sucesivamente, hasta lograr un ayuno diario. Este podría ser el mejor método, en especial, si usted ya ha fallado con otros programas de dieta.

La Dieta 5:2

Conocida también como la Dieta del Ayuno, es similar a la dieta de ayuno alternando los días y fue popularizada por el médico y periodista británico Michael Mosley. Durante los días de ayuno, las mujeres deben consumir 500 calorías y los hombres, 600. Un ejemplo de este plan podría ser: lunes – se hacen dos pequeñas comidas en las que se consumen el monto específico de calorías permitidas; martes y miércoles – ingesta regular de calorías; jueves – igual que el lunes; viernes, sábado y domingo – ingesta regular de calorías.

A pesar de que estos son los métodos más populares de ayuno en cuanto a facilidad para acoplarse a la vida cotidiana se refiere, existen muchos otros. Por ejemplo, para aquellos que gustan de un método menos rígido y fluido, existe un concepto conocido como comer intuitivamente. Mark Sisson, su principal partidario, sostiene que se debe comer cada vez que se sienta hambriento. Sin embargo, hay quienes piensan que esto lleva a comer en exceso, puesto que, el organismo, inducido por el hambre, a veces escoge ingerir más calorías.

Quienquiera que ayune, debe ser capaz de estar muy consciente de su organismo. Si su método no está funcionando, o si necesita, aunque sea una pequeña porción de comida para continuar, está muy bien. Tomará algo de tiempo a su cuerpo ajustarse a su nueva forma de comer, y algunos necesitarán más tiempo que otros. Asimismo, las hormonas juegan un importante papel: a las mujeres les resulta más difícil apegarse a un plan que a los hombres. Comience con ayunos más cortos y alárguelos paulatinamente. Si esto no ayuda, pruebe con un método distinto, o tal vez, debe aceptar el hecho de que el ayuno podría no ser para usted.

*El ayuno intermitente no es para todo el

mundo, entonces, está bien si ninguno de ellos parece ser el correcto para usted.

**Debe considerar sus metas personales y su estilo de vida al escoger un método de ayuno.

***Este no debe confundirse con el método 16:8. Aunque similares en naturaleza, el Lean Gains gira en torno a la ejercitación.

****Para obtener el plan real de esta dieta, deberá adquirir los libros. La página web tiene el paquete completo a un precio de $97. Si tiene el dinero y quiere adquirir este método de ayuno en particular, adelante; pero probablemente habrá un plan diferente que se adapte a usted y no necesita pagar nada por él.

*****Si planea añadir ejercitación a su rutina, podría resultar difícil hacerlo en los días de baja ingesta de calorías. De ejercitarse en esos días, deberá ser con ejercicios suaves.

Saltando Comidas

Si quiere experimentar las ventajas del ayuno intermitente, pero tiene un horario irregular, o bien, si no está seguro de que sea para usted, entonces procure saltar comidas ahora y luego intente alguna de las técnicas que crea más conveniente. Acostumbrar a su organismo a una rutina de ayuno es muy importante para obtener los mejores resultados.

Al saltarse las comidas, experimentará por sí mismo cuán factible es en realidad el ayuno intermitente. Al practicarlo, podrá hacer futuros cambios con facilidad. Como se dijo anteriormente, existen muchos tipos de ayuno intermitente que puede realizar. Únicamente debe conocer cuál se adapta mejor a usted.

Enfrentando el Hambre

El ayuno es una práctica común, aunque hoy en día se está volviendo popular para perder peso. Las personas que siguen normas de ayuno por motivos religiosos, saben cómo controlar los espasmos de hambre. Pero también hay quienes no acostumbran ayunar y deben encontrar maneras de lidiar con este problema. La mayoría acostumbra comer a horas regulares y puede resultar extraño o alarmante cuando golpea el apetito.

Este capítulo hablará acerca de las maneras de lidiar con el hambre al comenzar con su ayuno intermitente.

Su Actitud

Lo primero que debe comprender, es que no morirá de hambre al hacer el ayuno intermitente. Tener esta actitud negativa resultará en una profecía auto cumplida.

Si apenas ha ayunado durante dos minutos y ya sufre de hambre, se convence a sí mismo de que es absolutamente imposible y se obsesiona con su próxima comida, esto no resultará bien.

El organismo ha evolucionado para ser capaz de manejar períodos de ayuno. Aunque este es un caso muy extremo, un joven escocés de 27 años que tenía 456 libras de peso, se abstuvo de comer durante 382 días; al culminar el estudio, había perdido 275 libras y no sufrió efecto secundario alguno. *

Si piensa en ello, no existe razón en cuanto a evolución se refiere, para ingerir de tres a cinco comidas al día. En épocas remotas, nadie tenía garantizado ese número de ingestas diarias. Esta abundancia es de data reciente.

Hambre Física VS Hambre Psicológica

Los científicos en la Universidad de Columbia y en la Universidad Rockefeller, encontraron células localizadas en el estómago que regulan el apetito al liberar cierta hormona. De acuerdo con LeSauter, investigador del estudio, "El reloj circadiano permite a los animales anticipar eventos cotidianos más que reaccionar a ellos. Las células que producen ghrelina, poseen relojes circadianos que presumiblemente sincronizan la anticipación del alimento con ciclos metabólicos." Esto indica que hacer un cierto número de comidas a determinadas horas del día, no es una conducta natural, sino aprendida.

Hambre Física:

- Sucede gradualmente y puede ser pospuesta.
- Puede ser satisfecha con cualquier tipo de alimento.
- Luego de saciada, se detiene la ingesta.
- Causa satisfacción y no culpa.

Hambre Psicológica:

- Sucede de repente y se siente urgente.
- Crea un anhelo específico, como helado, pizza o chocolate.
- Se ingiere más alimento del normal y se siente incómodamente lleno.
- Se acaba sintiendo culpable.

A veces creemos tener hambre, pero sólo experimentamos hambre psicológica. Una vez que somos capaces de reconocerle, lo que tenemos que hacer es tener paciencia hasta que nuestro cuerpo se ajuste al plan de ayuno.

Balancee Sus Macros

Los macro nutrientes son las proteínas, carbohidratos y grasas en los alimentos que ingiere. El creador del Lean Gains, Martin Berkhan, afirma que las personas terminan sucumbiendo al ayuno porque disminuyen sus carbohidratos al mínimo, lo que les ocasiona cetosis. La cetosis es perjudicial para las rupturas de corto plazo de actividades de alta intensidad. **

Se recomienda ingerir al menos 0.6 gramos de carbohidratos por libra de masa corporal, a fin de asegurar el no padecimiento de cetosis. Algunas personas encuentran que el consumo de cantidades mayores de carbohidratos les ayuda a sentirse más saciados. La ingesta de grasa permanece en alrededor de 25 a 30 por ciento de la ingesta total de calorías.

No Confunda Hambre con Deshidratación

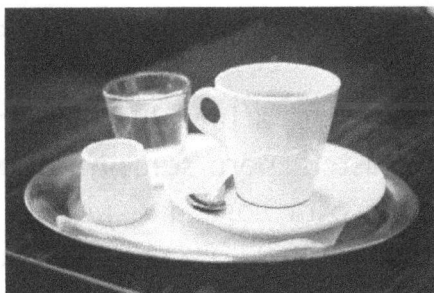

Las señales de hambre tienden a ser bastante engañosas. La mayoría del tiempo, esos espasmos de hambre le están diciendo que debe beber agua. Cuando sienta hambre, beba agua primero. Para ayudarle a beber la cantidad adecuada de agua, asegúrese de tener una botella de agua reusable con usted a diario.

Te y Café

El té y el café son excelentes bebidas no

calóricas que pueden ser útiles para aquietar el hambre. El té verde posee muchos nutrientes saludables, y existen un sinnúmero de tés de hierbas de distintos sabores que puede beber para engañar a su cerebro y llevarle a creer que está comiendo algo.

Refrescos y Gomas de Mascar con Azúcar Reducido o Libres de Azúcar y Agua con Sabor

Los edulcorantes artificiales no son lo mejor para usted, pero son una opción si quiere beber otra cosa que no sea agua durante su ayuno. Estas son buenas maneras de engañar a su cerebro y prevenir el hambre. Sin embargo, como todo lo demás, se deben consumir con moderación.

Cáscara de Psyllium

La cáscara de Psyllium podrá sonar extraño, pero es un suplemento de fibra que le ayudará a sentir menos hambre. Envía un mensaje a su cerebro que le da una sensación de saciedad. Pruebe con una o dos cucharaditas la próxima vez que sienta hambre durante su ayuno.

Cepille Sus Dientes

Los estudios prueban que cepillar los dientes reducen la sensación de hambre, debido a que la menta hará que lo que come tenga un desagradable sabor, además de deshacerse de cualquier sabor a comida que permanezca en su boca.

Manténgase Activo

Colme su día con cosas que disfrute. Manténgase inmerso en actividades, en especial, durante las últimas horas de su ayuno, pues el tiempo vuela cuando se está en constante movimiento.

Si no encuentra ningún quehacer, pruebe realizando pequeñas caminatas mientras escucha música o un audiolibro, y al hacerlo, terminará quemando algo de grasa extra. La mayoría de las personas tienden a echarse frente al televisor o se entretienen con las redes sociales, pero tenga en cuenta que muchas veces el aburrimiento lleva a comer; por tanto, esto no le ayudará a prevenir el hambre. Sea productivo.

Duerma lo Suficiente

El tiempo inadecuado de sueño está

íntimamente asociado a la disminución de los niveles de leptina y aumento en los niveles de ghrelina, lo que acarrea sentir un hambre mucho mayor.

Un estudio observó a dos grupos que debían consumir una dieta de 700 calorías diarias y tendrían períodos de sueño de distinta duración. Un grupo durmió durante ocho horas y media y el otro, durante cinco horas y media. El primer grupo perdió 50/50 de grasa y masa corporal magra y el segundo, 20/80. Asimismo, se encontró que, si se duerme constantemente durante 6 horas cada noche por dos semanas seguidas, disminuye el desempeño físico y mental hasta llegar a niveles iguales que si hubiese permanecido despierto durante 48 horas seguidas. Como se puede ver, el sueño es crucial, no sólo para el ayuno, sino también para todos los aspectos de la vida.

Podrá Comer Luego

Lo mejor del ayuno es que usted sabe que podrá comer una vez que se termine el tiempo. No importa que no pueda comer ese sándwich ahora, podrá comerlo un poco más tarde.

Al comenzar su ayuno intermitente por primera vez, el hambre perdurará sólo durante las primeras semanas, mientras su cuerpo se ajusta. Estas sugerencias deberían ayudarle a superar los momentos difíciles. La mayoría de las personas se percatan de no sentir esos espasmos de hambre después de cuatro a ocho semanas de haber comenzado ayuno intermitente; es decir, que la parte más difícil son las primeras dos a tres semanas.

*No trate de hacer esto usted solo. Este sujeto estuvo bajo supervisión médica durante su ayuno y fue provisto de dosis diarias de agua y multivitaminas.

**Padecer de cetosis no es malo y aún puede ayunar cuando consume una dieta baja en carbohidratos, la cual discutiremos más adelante. Esto es, mayormente, para aquellos que siguen el método Lean Gains por involucrar mucho ejercicio.

¿Debe Usted Ayunar?

El ayuno esun efectivo estilo de vida, pero

podría no ser lo mejor para todo el mundo. El ayuno intermitente es una herramienta que puede ser usada en el contexto adecuado.

Entonces, ¿cuál sería el contexto adecuado para ayunar?

Algunos dirán que el contexto perfecto era nuestro pasado ancestral y la mayoría de ellos creen que no tiene sentido el ayunar hoy día. Nuestros ancestros ayunaban porque no existían los alimentos industrializados y no tenían que preocuparse por la disfunción metabólica. Se ejercitaban breve e intensamente, así como infrecuente o en bajos y extensos niveles. Padecían estrés agudo en lugar de crónico y hacer una o dos grandes comidas era normal debido a que tenían que cazar y recolectar.

No podemos regresar a esos tiempos. Entonces, debemos hacer lo que podamos con nuestros recursos actuales. Trate de mantenerse alejado de los alimentos industrializados, haga ejercicios como los que hacían los cazadores y los recolectores y limite el estrés crónico a través del sueño; tome sol, haga cosas que le proporcionen felicidad y aléjese de aquellas que sólo abruman su alma. Una vez que lo haya logrado, puede comenzar su ayuno intermitente.

¿Cuáles Son los Contextos Inadecuados para el Ayuno?

Una dieta no planificada lo suficiente. Necesita asegurarse de que tiene todos sus aperos dietéticos en fila.

También debe asegurarse de estar bien, tanto emocionalmente como física y mentalmente. Percátese de todos los aspectos positivos y negativos de su vida y descubra cuáles pesan más. Cerciórese de que estas cosas están bajo control antes de realizar un cambio tan grande como lo es el ayuno, pues éste añade estrés a su vida, y si no puede manejar el que ya tiene, sólo agravará el problema.

Siempre Hambriento

Sin importar si usted tiende a comer con rapidez y siempre come de más antes de que su cerebro se dé cuenta de que está saciado, o bien si parece nunca sentirse satisfecho, el ayuno intermitente puede ayudarle.

Debido a que no estará comiendo todo el tiempo, sus hormonas del hambre entrarán en descanso. El organismo tendrá un mejor balance hormonal lo que ayudará a contener su apetito.

Prediabético

Si alguien le ha dicho que está en riesgo de contraer diabetes tipo 2, pregunte a su médico si el ayuno intermitente le beneficiará. Esta dieta asiste a sus células para que se vuelvan más sensibles a la insulina, debido a que cada vez que come, el organismo libera insulina en un intento de movilizar el azúcar de su sangre hacia las células. Las personas que han sido diagnosticadas como pre diabéticas son resistentes a la insulina, lo que significa que su sistema no está funcionando de la manera correcta y los niveles de azúcar en la sangre siempre están elevados. El pasar mucho tiempo sin comer previene que el organismo sea bombardeado con insulina.

Usted Ha Llegado al Estancamiento

Cuando ha estado trabajando para perder peso, pero se ha estancado, el ayuno intermitente trabaja como el arranque de su metabolismo. Al no comer, su cuerpo volteará hacia su grasa acumulada para obtener combustible si no tiene acceso a la glucosa.

Usted se Encuentra Bajo Tratamiento Médico para el Azúcar en la Sangre

Si actualmente toma insulina o drogas como metformina, debe comer con regularidad. El ayuno, entonces, debe ser descartado, pues largos períodos entre comidas junto a estos medicamentos, disminuyen el azúcar en la sangre a niveles que pueden ser muy peligrosos.

Carbo Yonqui (adicto a los carbohidratos. N del T)

Aunque, en teoría, está permitido comer lo que quiera durante la fase de alimentación de su plan, comer carbohidratos en exceso puede causar problemas al estabilizar los niveles de azúcar en la sangre. En particular, los carbohidratos refinados, resultan en un aumento del azúcar ocasionando un pico de insulina que le colapsará inevitablemente. En otras palabras, ayunar por largos períodos de tiempo y consumir grandes cantidades de carbohidratos, producirá en usted un estado de irritación, además de sentir más hambre.

Si Sufrió o Sufre de Algún Desorden Alimenticio

Quienquiera que haya tenido que luchar contra la anorexia o la bulimia, no debe hacer ayuno intermitente. Quienes padecieron algún desorden alimenticio que implica restricción de comidas, atracones o purgas, necesita mantenerse alejado de este tipo de plan alimentario. El ayuno intermitente puede, psicológicamente hablando, evocar fases pasadas de restricciones o atracones, lo cual dispara su desorden y lo reaviva.

Embarazada o Planificando Embarazo

No es inteligente tratar de perder algunas libras de peso durante la preñez, y a menos que su médico indique lo contrario, es momento de consumir tantos buenos nutrientes como pueda durante el día, todos los días.

Aunque esta no es una lista de quién debería y quién no, probar el ayuno intermitente, proporciona una idea de si usted debería intentarlo o no. Si aún se siente inseguro, hable primero con su médico.

Dieta Cetogénica y Ayuno Intermitente

La dieta cetogénica es una dieta para perder peso más o menos nueva y bastante conocida, que posee una larga lista de beneficios parecidos a los del ayuno intermitente. Si está buscando una dieta cetogénica o bien una de ayuno intermitente, es posible que, tarde o temprano, se tope igualmente con una y otra. Muchas personas combinan ambas dietas para obtener mejores resultados.

Estos dos planes se complementan mutuamente. De hecho, puede incrementar aún más y con facilidad los beneficios de la ceto dieta al incorporar ayuno intermitente. Cuando las dos dietas se realizan juntas, obtendrá estos asombrosos beneficios:

1. Eliminación de las células pre-cancerígenas o cancerígenas.
2. Rápido desplazamiento hacia la cetosis

nutricional.

3. Disminución del tejido graso.
4. Incremento de la expresión genética que conlleva a una mejor salud y longevidad.
5. Limpieza y reparación de la apoptosis y la autofagia celular.
6. Mejora en la sensibilidad a la insulina.
7. Disminución del estrés oxidativo y de la inflamación.
8. Mejora en la protección neuronal y efectos cognitivos.

Alcance la Cetosis Más Rápido

El objetivo primordial de la dieta cetogénica es alcanzar la cetosis. El organismo comienza a hacer funcionar las cetonas al restringir la ingesta de carbohidratos, lo que quiere decir que su cuerpo ya se encuentra "ayunando" de carbohidratos y glucosa. Esto funciona al imitar el ayuno que da lugar cuando no ingerimos alimentos.

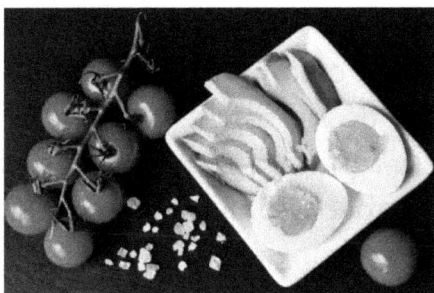

Debido a que la meta es la cetosis, el ayuno intermitente ayudará a alcanzarla con mayor rapidez. La dieta cetogénica también posibilita que el ayuno intermitente sea más factible, pues el organismo se adaptará al ayuno en las cetonas. La mayoría de las personas comenzará a comer menos con mayor frecuencia al seguir una dieta cetogénica por los altos niveles de saciedad, es decir, que se acostumbrarán a mayores periodos sin ingerir alimentos, más rápido que otras.

Evite los Ceto-Efectos Secundarios

Si apenas comienza una ceto-dieta, o está volviendo a ella, empezar con ayuno intermitente le permitirá evitar algunos de los incómodos y comunes efectos secundarios, como la ceto-gripe, que ocurre al reducir la glucosa almacenada y cambiarla por cetonas quemadas.

Mirándolo desde otro punto de vista, comer ceto resultará en períodos de ayuno más manejables. Tomemos como ejemplo a alguien que ingiere una dieta rica en carbohidratos. Seguramente estará un poco más incómodo debido a que su organismo está cambiando continuamente de combustible entre la glucosa y las cetonas. Siguiendo una dieta cetogénica durante los paréntesis alimentarios, su cuerpo constantemente funcionará con cetonas.

Pierda Peso más Rápido

La pérdida de peso es una de las principales razones por las que la gente comienza el ayuno intermitente, debido a que el ayuno obliga a aceptar mucha pérdida de peso de distintas maneras:

- El organismo está hecho para ingerir de sola una vez, una cantidad limitada de calorías cómodamente; así que, al restringir su ingesta a cantidades naturales, limitará igualmente la ingesta de calorías.

- Tener un paréntesis alimentario más

pequeño, eliminará todas las meriendas innecesarias, en especial, las nocturnas.

- Consumir una ceto-dieta y mantenerse en cetosis reducirá su apetito e incrementará sus niveles de saciedad. El ayuno intermitente se vuelve más fácil al funcionar de este modo, en lugar de consumir una dieta cargada de carbohidratos que sólo incrementará las meriendas y los antojos.

Al consumir toda esa grasa saludable y satisfactoria, su cuerpo colapsará toda la grasa acumulada para utilizarla como energía durante su ayuno y su paréntesis alimentario.

Estabilice el Azúcar en la Sangre

Al alternar entre cetonas y glucosa para obtener energía, causará en su organismo picos en los niveles de azúcar en la sangre, lo que conlleva a tener poca energía, cerebro aletargado, cambios de humor y muchos otros efectos secundarios indeseables.

Un individuo que ingiere una dieta normal, podría terminar experimentando esos efectos al ayunar, pero aquél que sigue una dieta cetogénica, evitará dichos efectos al permanecer en cetosis aún cuando esté comiendo.

Conviértase en Auto-Sanador

El ayuno intermitente crea el asombroso fenómeno conocido como autofagia, del cual hablamos más arriba, donde se come, literalmente, los propios tejidos y células, pero de un modo saludable. Esta es la manera en que el organismo limpia la casa, deshaciéndose de componentes tóxicos y dañinos y reciclando todas las proteínas dañadas.

Distintos procesos de autofagia ocurren al suceder los siguientes eventos específicos en el organismo:

1. El cuerpo muere de hambre.
2. Se restringen los carbohidratos y las proteínas.

Ambos eventos ocurren durante la dieta cetogénica y el ayuno intermitente. Al combinarlos, permite cosechar todos los beneficios de la autofagia de una manera saludable y eficiente.

Consejos para el Ceto-Ayuno

Si está interesado en combinar una dieta

cetogénica y el ayuno intermitente, he aquí algunos consejos para alcanzar el éxito:

- Asegúrese de que continúa comiendo lo suficiente. El ayuno intermitente le proporciona de manera natural, una disminución de la cantidad de comida que ingiere a diario, pero debe continuar tomando comida cetogénica nutritiva para certificar que no le cause deficiencias o problemas en su metabolismo. Utilice una aplicación o página web para calcular su ingesta calórica ideal y asegure el consumo de macros que le está permitido.
- Mida sus niveles de cetona. Aunque a través del ayuno se mantendrá en cetosis, es importante asegurar que no acabe comiendo demasiadas proteínas o carbohidratos o haciendo otra cosa que le sacará de la cetosis. Haga un seguimiento a sus cetonas para asegurarse de que continúa en cetosis.

Vegetarianismo, Veganismo, yAyuno Intermitente

Si hiciéramos una encuesta a diez veganos acerca de su dieta ideal, probablemente ganaría la apuesta al predecir que al menos nueve de los diez encuestados dirán "basada únicamente en plantas". Este es el tipo de dietas por las que la mayoría de los vegetarianos y veganos se esfuerzan. Es el jefe de la manada.

Pero podría no ser suficiente, aún para los más estrictos seguidores del WFPB (Todos los Alimentos Basados en Plantas, por sus siglas en inglés.N del T). Todavía existen quienes luchan por alcanzar su peso ideal, o quienes buscan llevar su dieta un paso más lejos.

Hay muchos seguidores de la dieta WFPB que sienten que están haciendo algo mal, pues, aunque siguen la dieta y se sienten sensacional, no están perdiendo peso. Esta es probablemente una de las historias más comunes a todas las dietas.

Es aquí cuando el ayuno intermitente ayuda tanto a vegetarianos como a veganos. ¿Cómo funcionan estas dietas juntas?Al combinar una dieta basada en plantas con el ayuno intermitente, se incrementan los beneficios anti inflamatorios y se reducen los riesgos de padecer futuras enfermedades, aún más que si se realizan ambas dietas por separado.

Cuatro Razones para Añadir AI a su Dieta Basada en Plantas

1. Es sencillo. No tendrá que tomar ningún suplemento y se simplificará la planificación y preparación de sus comidas debido a que no comerá con tanta frecuencia. También acabará reduciendo los costos de sus alimentos.

2. Es efectivo. Está comprobado que el ayuno intermitente es tan efectivo para perder peso como una dieta de calorías restringidas.

3. Su concentración y su humor mejorarán. Conozco a muchas personas que se sienten hambrientas al no comer, pero con la práctica, el ayuno le mejorará tanto su concentración como su humor.

4. Perderá peso y preservará su masa muscular. Desafortunadamente, la mayoría de las veces en las que se

pierde peso, también se pierde masa muscular. El ayuno intermitente ayuda a preservar los músculos mucho más que una dieta de restricción de calorías.

Qué Esperar

Al combinar una dieta basada en vegetales con el ayuno intermitente, la pérdida de peso se asemeja a la que se experimenta con una dieta de baja ingesta de calorías. De ser constante, perderá una o dos libras a la semana.

El ayuno intermitente puede funcionar mejor para algunas personas que una dieta regular de bajas calorías, pero la verdad esque, si usted no es constante, no verá cambio alguno en su peso.

Usted debe tomar el ayuno intermitente como un cambio en su estilo de vida y no como algo que sólo hará durante un par de semanas, hasta alcanzar el peso que desea o hasta poder entrar en ese pequeño vestido negro. Es algo que puede, y debe hacer por el resto de su vida, así como la

dieta vegetariana.

Una vez que ha alcanzado el peso

deseado, puede mantenerse sin ayunar tan a menudo o bien, acortando el período restrictivo.

Como puede ver, no importa si sigue una dieta vegana, vegetariana, cetogénica o si come lo que le venga en gana; el ayuno intermitente puede añadirse a cualquier régimen alimenticio sin preocuparse de los efectos secundarios.

Ejercicios y Ayuno Intermitente

La comida es combustible. Entonces, ¿qué sucede a su plan de entrenamiento si no consume esas tres comidas más las meriendas diariamente?

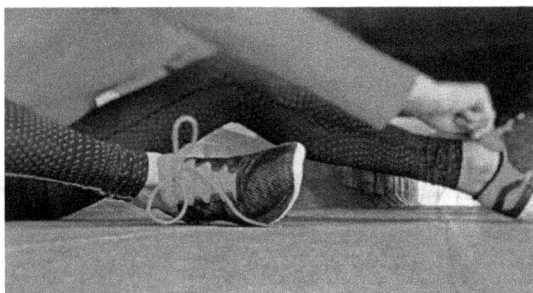

Existe un poco de trampa en lo que a ayuno intermitente y ejercicios se refiere. El momento en el que se come, jugará un papel crucial en sus entrenamientos. ¿Es arriesgado ejercitarse cuando no se ha ingerido alimento alguno? Vamos a descubrirlo.

¿Se Pueden Acoplar?

No importa si golpea el pavimento o si se esfuerza con algunas sentadillas, su cuerpo utiliza mayormente carbohidratos almacenados o reservas de glicógeno a fin de proveer combustible al ejercicio. La única excepción viene cuando se han agotado las reservas de glicógeno, lo que ocurre si no ha ingerido alimentos por largo tiempo. Cuando esto sucede, el organismo debe encontrar otra fuente de energía, como la grasa. Esta es la razón por la cual un estudio publicado en el *Diario Británico de Nutrición*, descubrió que los hombres que corrieron antes de desayunar, acabaron por quemar 20% más grasa que aquellos que lo hicieron después de comer.

Algunas investigaciones encontraron que el organismo también convierte las proteínas en fuente de energía cuando no hay suficientes carbohidratos disponibles.

Esto significa que su cuerpo comenzará a quemar masa muscular, lo cual puede sonar alarmante. Pero si realiza su plan correctamente, no tiene nada qué temer.

No debe tirar la toalla con los ejercicios. Mantener una rutina regular de entrenamiento es extremadamente importante para llevar un estilo de vida saludable, tanto mental como físicamente. He aquí cinco maneras de ayudarle a estructurar sus entrenamientos de manera tal, que observe resultados asombrosos sin acabar quemando importante masa muscular.

1. Planifique sus comidas en base a sus entrenamientos.

Una buena forma de calibrar la intensidad es prestar atención a su respiración. Si planea ejercitarse a media potencia, debe ser capaz de mantener una conversación sin mucho esfuerzo. Algo como una ligera caminata o un poco de tiempo en la caminadora sería ideal. Al ejercitarse, asegúrese de que escucha a su organismo y de detenerse si comienza a sentirse aturdido o mareado. Si presiona mucho la duración o la intensidad, su entrenamiento se convertirá en una lucha.

Otra opción, en lugar de dejar que sus ayunos le detengan, es planificar sus comidas de manera tal, que pueda ejercitarse como quiera. Según Vincent Pedre, Doctor en Medicina, el ejercicio cardiovascular puede ser realizado con el estómago vacío, lo que quiere decir que, asistir a esa clase de spinning en la mañana y luego ir a correr, funciona a la perfección si está ayunando. Pero también es crucial para usted escoger los alimentos adecuados que consumirá la noche anterior.

Cuando sabe que se ejercitará, necesita pensar en el plan alimenticio que tomará el día previo, dependiendo de cuán intenso será su entrenamiento. Si planea una sesión de ejercicios cardiovasculares matutinos, será mejor almacenar glicógeno a través de un complejo de carbohidratos tomados en la cena del día anterior. El ejercicio cardiovascular nunca debe ser hecho con el estómago lleno debido a que la demanda precipitada de flujo sanguíneo hacia los músculos, terminará siendo desviada hacia su estómago para digerir los alimentos. Lo importante es planificar con anterioridad para que sus nutrientes sean capaces de cumplir con las exigencias que su cuerpo requiere para el entrenamiento.

2. Alta intensidad, sólo después de haber comido.

Si está siguiendo un programa como Lean Gains, requiere de normas estrictas acerca de la planificación de sus comidas, de acuerdo a su entrenamiento, para obtener el máximo efecto de pérdida de peso mientras todavía tiene combustible. Básicamente, le irá mejor si planifica su última comida lo más cercana posible de su sesión de ejercicios intensos a moderados. De esta manera, a su cuerpo le quedarán restos de carbohidratos suficientes como para ayudar a concluir su entrenamiento, además de disminuir el riesgo de bajos niveles de azúcar en la sangre. Es mejor asegurarse de tener una merienda rica en carbohidratos después de un entrenamiento de alta intensidad, ya que sus músculos se encontrarán hambrientos de glicógeno.

3. Festeje con alimentos altos en proteínas.

Si su meta es construir una asombrosa musculatura, comerá antes y después. Hacer una merienda pre entrenamiento ayuda a aprovisionarse de combustible; consumir proteína con regularidad es también vital para la síntesis de los músculos, tanto durante el día, como justo después de tener un entrenamiento intenso, debido a que los músculos requieren aminoácidos para repararse y crecer. Cuando sigue un programa de ayuno intermitente, su horario es de suma importancia. Asegúrese de que planifica sus sesiones de entrenamiento vigorosas, de tal manera que se localicen entre dos de sus comidas, o al menos, entre dos meriendas. Además, sus comidas deben adecuarse a sus necesidades proteicas.

4. Las meriendas son amigas.

La mayoría de los métodos de ayuno intermitente le permitirán hacer comidas y meriendas durante sus períodos de ayuno;

así que, asegúrese de tomar ventaja de esta flexibilidad. Hacer una merienda o comida tres o cuatro horas antes de comenzar su entrenamiento, o una o dos horas antes si tiende a experimentar bajones de azúcar, le proveerán de la energía necesaria para culminar. Prefiera comidas que combinen proteínas estabilizadoras del azúcar en la sangre y carbohidratos de acción rápida. Una idea sería comer trigo tostado entero con mantequilla de maní y banana. Decida comer una buena merienda post entrenamiento dentro de las dos horas inmediatas al terminar su ejercicio, la cual puede constar de 20 gramos de carbohidratos y proteínas que promueven el crecimiento de sus músculos y a reponen sus agotadas reservas de glicógeno para mantenerse energizado. *

5. ¿Cuál entrenamiento escoger?

Lo que estoy a punto de decir, contradecirá el punto número dos, pero hay distintas personas en el mundo; así que cada organismo reacciona diferente al ayuno.

A menos que constantemente se sienta

aturdido al ayunar, usted puede ejercitarsea más no poder. Esto incluye levantamiento de pesas, ejercicios cardiovasculares o cualquier otra cosa. Según el Dr. Dominic D´Agostino, Doctor en Filosofía y Bachiller en Ciencias de la Universidad del Sur de La Florida, muchos atletas de fuerza de niveles élite, han dicho que obtienen sus picos de fuerza de 16 a 20 minutos después de ayunar. El ayuno ayuda a las personas a sentirse congitivamente más concentradas y lúcidas. Mientras más a menudo se ayuna, más fáciles se vuelven las cosas y más beneficios se obtienen.

Ahora bien, si consume una dieta con alto contenido de carbohidratos, puede tener problemas al no realizar ejercicios intensos como *CrossFit* (sistema de acondicionamiento físico basado en ejercicios de distintas disciplinas. N del T) hacia el final de su período de ayuno. Esto se debe a que existe la posibilidad de quedar sin combustible, lo que hará que se sienta bastante mal. Las personas que consumen menos carbohidratos, no deberían tener este problema.

6.   Cuándo retirarse.

Como ya lo he dicho en reiteradas oportunidades, en cuanto a entrenamiento se refiere, al ayunar, nada es más importante que escuchar realmente a su organismo. El principal riesgo es el de sufrir una extrema disminución del azúcar en la sangre. Al comenzar por primera vez con un método de ayuno intermitente, debe, probablemente, mantenerse alejado de los ejercicios de alta intensidad hasta unas horas después de haber comido, pues el azúcar en la sangre puede caer más rápidamente y corre el riesgo de desmayarse.

Esto sonará algo alarmante, pero un poco de planificación puede ayudarle, tal y como lo expliqué en el punto número uno. He aquí un poco más de información para su planificación. Sin importar que hayan pasado 14 o 16 horas desde su última comida, lo que deberá comer primero y cómo encaja en su plan de entrenamiento es lo principal. El ejercicio y el ayuno se hacen más fácil si ingiere alimentos ricos en fibras vegetales, grasas saludables y complejo de carbohidratos y proteínas.

*Aunque algunas personas tienen problemas de bajos niveles de azúcar en la sangre mientras ayunan y se ejercitan, no es el caso para todo el mundo. Es perfectamente seguro ejercitarse mientras ayuna, siempre y cuando preste atención a cómo se siente. Los individuos que realizan una ceto dieta, se ejercitan durante su ayuno para estimular la cetosis y la mayoría no tiene padecimiento alguno.

Trucos y Consejos

No hay duda de cuán beneficioso es el ayuno intermitente. Sin embargo, prepararse para este tipo de dieta puede ser abrumador, sin mencionar que nuestro organismo necesita ajustarse a los nuevos planes de comidas. He aquí algunos trucos y consejos que le ayudarán en su camino hacia un ayuno intermitente exitoso.

Escoja el tipo de ayuno intermitente adecuado para usted.

Sí. El ayuno intermitente es ventajoso y efectivo, pero no es para todo el mundo.

Piense mucho acerca del ayuno antes de comprometerse a ello. Considere su nivel de auto disciplina, sus conexiones actuales con los alimentos, cualquier actividad que dificultará su ayuno, su estilo de vida y la frecuencia e intensidad de sus ejercicios físicos.

Comience con pequeñas metas

La transición al ayuno intermitente puede ser muy ardo, entonces, aconsejo que retrase su desayuno una hora diariamente cada semana. Antes de que se dé cuenta, estará haciendo un ayuno 16:8 o 14:10 sin haberse esforzado mucho.

Comience su vida con agua

Cuando está sediento, su cuerpo envía señales de necesidad de agua al cerebro. Al ignorar dichas señales, su organismo comienza entonces a enviar señales de hambre, lo cual lleva a la búsqueda de alimento para satisfacerla. Para evitarlo, comience su día bebiendo al menos 500 ml de agua o más. Esta es una excelente forma de saciar la necesidad de agua de las últimas 8 horas que padece su organismo. Debería bastar para mantener alejada su hambre por al menos algunas horas extra cada mañana. El agua no sólo le proveerá de sensación de llenura durante su ayuno, sino que, además, le mantendrá saludable. Póngase la meta de beber al menos un galón de agua todos los días.

Transición al Ayuno Intermitente

Si usted acostumbra hacer tres comidas al día, el ayuno intermitente parecerá bastante intimidante. Muchas personas no saben cómo comenzar o acaban terminando poco después de comenzar su método de ayuno. Este capítulo suministrará una forma fácil y no intimidante de comenzar el ayuno intermitente.

Lo que debe hacer es comer con su nuevo patrón de alimentación, durante alrededor de una semana. Lo que estoy a punto de decirle, puede ser realizado por tanto tiempo como quiera, pero, eventualmente, tendrá que comenzar a ayunar.

Usted ya conoce lo que es el ayuno

intermitente, pero recuerde que este un patón de comidas, por tanto, no le dirá qué comer, sino las veces que lo debe hacer.

En este capítulo, veremos un método similar al 16:8. Con una explicación lo más simple posible, continuará acortando su paréntesis alimentario hasta que comience a perder peso. Una vez alcanzado su peso ideal, incrementará paulatinamente su paréntesis alimentario.

Patrón vs. Dieta

El ayuno intermitente es su patrón de comidas. Su manera particular de comer podría ser una dieta vegetariana, una ceto dieta, mediterránea, coma de todo, o cualquier otra dieta. Eso depende de usted. Yo no puedo escoger por usted y no tiene que seguir una dieta en particular para ayunar. Es lo maravilloso del ayuno intermitente.

Lo mejor que puede hacer al comenzar su ayuno intermitente, es enfocarse en el patrón de comidas en lugar de escoger su forma de comer. Ahora bien, si además, desea cambiar su forma de comer por algo más saludable, le recomiendo realizar pequeños cambios como una Larabar (barra dietética de fruta y nueces. N del T) en lugar de galletas o frutas en lugar de helado.

Ahora bien, si usted es el tipo de personas que disfrutan de los retos, puede ir a por todo y cambiar su patrón y su forma de comer al mismo tiempo, pero tenga en mente que esto será más difícil. También podría funcionar, si cambia primero su forma de comer antes de trabajar en su paréntesis alimentario. Lo que resulte mejor para usted, estará bien.

La Transición

• Método de Inicio Dirigido al Objetivo

He aquí una manera de comenzar su ayuno intermitente de la manera más fácil posible:

Primero, averigüe cuál es su actual paréntesis alimentario. Digamos que, regularmente, usted hace su primera comida o merienda a las ocho de la mañana y que su última comida o merienda la realiza, normalmente, a las 11 de la noche.

Esto hace que su paréntesis alimentario actual sea de 8 am a 11 pm, lo cual es un paréntesis de 11 horas.

Ahora, debe descubrir cuál es su objetivo o meta y cuán pronto quiere lograrlo. Digamos que usted desea reducir su paréntesis alimentario a 6 horas, comiendo entre las 3 pm y las 9 pmpor un período de dos semanas.

Ahora ha descubierto cómo hará que suceda. En este escenario, comience a acortar su paréntesis alimentario por una hora diaria. Esto significa que el lunes comienza a comer a las 9 am; el martes, esperará hasta las 10 am, y así sucesivamente. También irá acortando la hora en la que cierra su paréntesis alimentario. Es decir que, para el martes, debería dejar de comer cerca de las 9:30 pm. Un ejemplo de este plan se vería así:

Semana Uno:

Lunes – de 9 am a 11 pm.

Martes – de 10 am a 11 pm.

Miércoles – de 11 am a 10 pm

Jueves – de 12 pm a 10 pm

Viernes – de 12 pm a 9 pm

Sábado – de 12:30 pm a 9 pm
Domingo – de 12:30 pm a 9 pm
Semana Dos:
Lunes – 1 pm a 9 pm
Martes – 1:30 pm a 9 pm
Miércoles – 1:45 pm a 9 pm
Jueves – 2 pm a 9 pm
Viernes – 2:30 pm a 9 pm
Sábado – 2:45 pm a 9 pm
Domingo – 3 pm a 9 pm

Sus incrementos serán más cortos a medida que se acerca a su hora de inicio real, porque se volverá más difícil. Al acercarse a su objetivo, sentirá que está obteniendo pequeñas victorias cada día, lo que le motivará aún más, a alcanzar su meta.

Este método aliviará mucho la incomodidad que el salto hacia el ayuno intermitente puede causar. Asimismo, ayudará a deshacerse de cualquier desazón que pudiese estar sintiendo si se cree incapaz de cumplir con su paréntesis alimentario. Este método es factible y fácil.

• Transición Espontánea

Otra forma muy fácil de comenzar su programa de ayuno intermitente es utilizar el método de transición espontánea. Es más o menos el mismo principio, pero con distinto punto de vista.

Básicamente, lo que hará es aguantar lo más que sea capaz y anotar la hora. Cada vez, trabajará por superar el tiempo que aguantó el día anterior. Digamos que no comió hasta las 8:51 am el lunes en la mañana y que paró de comer a las 10:45 pm. Al día siguiente, tratará de aguantar hasta más allá de las 8:51 am para comenzar a comer y terminará antes de las 10:45 pm. Esto quiere decir que comenzaría a las 9:02 y terminaría a las 10:40, por ejemplo.

Este es un método más orgánico y flexible. Está permitido ampliar su transición por varias semanas más, a fin de facilitarla. La transición podría ser extremadamente fácil, al mismo tiempo que estimula su confianza cada día para ayudarlo a mantenerse en el camino correcto hacia sus metas.

También puede funcionar si combina estos

dos métodos al iniciar su ayuno intermitente. Básicamente, necesita hacer lo que sea necesario para continuar hasta haber alcanzado su paréntesis alimentario ideal, que le traerá los beneficios y resultados deseados.

Una vez que ha alcanzado su paréntesis alimentario ideal y que ha permanecido allí durante siete o diez días, las cosas se sentirán más fáciles y naturales. Esto es así para todas aquellas personas que utilizan el ayuno intermitente.

¿Qué Pasa si Quiero Entrenar?

En el capítulo anterior, hablamos acerca de ejercicios y ayuno intermitente, pero usted se preguntará cómo encaja la transición en un programa de entrenamiento, una vez que ha comenzado el ayuno.

Si usted es nuevo en eso de ejercitarse, o lo más que hace es una caminata o ejercicios cardiovasculares ligeros, es mejor esperar a que ya se haya acostumbrado a su nuevo programa de ayuno antes de comenzar una rutina de entrenamiento. Permita a su organismoaclimatarse primero al ayuno antes de añadir un programa de ejercicios intensos.

Esta es probablemente una buena elección para todo el mundo, aún si suele entrenarse. Su cuerpo no está acostumbrado a hacer ejercicios con el estómago vacío. Además, en los días de lucha, una ligera caminata es una buena manera de alejarse de la tentación y del hambre. Si los entrenamientos provocadores de sudor le ayudan de la misma manera, entonces utilícelos. Tenga en mente que una vez que llegue a las dos horas después de haber entrenado, se encontrará hambriento. Sólo debe estar preparado.

Consejos Para Estar Preparado

1. Escoja un protocolo de ayuno intermitente que funcione para sus metas, su vida y su personalidad. Si es más una persona mañanera, disfruta ejercitarse y sabe que necesitará comer enseguida, o si prefiere el ejercicio a media mañana y desea comer antes, debería escoger un paréntesis alimentario de 10 am a 4 pm o algo

parecido.

También puede que encuentre fácil saltar completamente de 24 a 48 horas. Entonces, un protocolo como Coma – Pare de Comer – Coma, puede ser para usted. Si no puede imaginarse pasar varias horas sin comer nada, tal vez debiera escoger un protocolo de reducción de calorías dos veces por semana.

Necesita observar las metas que quiere alcanzar con el ayuno. La mayoría de las personas buscan perder peso, pero podría ser que usted esté interesado en facilitar la preparación de las comidas, el efecto anti envejecimiento, la longevidad o una mejor calidad de vida.

También puede comenzar a cambiar los alimentos que ingiere. Aunque esto no es necesario, puede ayudar si su objetivo es perder peso. Yo creo que sus antojos disminuirán a medida que se acostumbre al ayuno. Asimismo, pienso que el ayuno intermitente es una forma decente de balancear los efectos dañinos de la mala comida. Es decir, que trabajar para limpiar su dieta es una buena idea.

2. Investigue. Esto lo puede hacer antes o después de escoger su protocolo, pero asegúrese de haber hecho suficiente investigación. Descubra los beneficios que tiene por encima de otros protocolos; lea acerca de todos los cambios que el ayuno intermitente puede traer a su vida, mente y cuerpo. Conocer acerca cómo está funcionando el período de ayuno le ayudará a perseverar.

Necesita escoger su protocoloy comenzar a investigar más y más, de manera tal, que comprenda por completo su funcionamiento. Martin Berkhan de Lean Gains y Ori Hofmekler de la dieta del guerrero, son los pioneros del ayuno intermitente y sus blogs proveen mucha información valiosa. Greg O´Gallagher, coach dietista y fitness, es mi favorito de entre los conocedores del AI en Youtube.

3. De ser necesario, utilice herramientas. Aún si usted piensa que no las requiere, las herramientas son una buena fuente de ideas que le ayudarán a prepararse. Es importante encontrar qué funciona

para usted, y eso se lo pueden facilitar dichas herramientas. Existen muchas aplicaciones que pueden hacer seguimiento a sus paréntesis alimentarios y le suministran, además, mucha información. Algunas de esas herramientas son:

a. Aplicación 5:2 (5:2 App)
b. El Contador de Calorías de My Fitness Pal – este no es exactamente una aplicación para el ayuno, pero es una excelente forma de hacer seguimiento de los entrenamientos, las calorías, los macros, etc.
c. Fast Habit (Hábito del Ayuno)
d. Dieta AI (IF Diet)
e. Fasting Secret (Secretos del Ayuno) (Algunas aplicaciones disponibles en la tienda de Google, conservan su nombre en inglés, aunque las instrucciones están en español. N del T)

Además, puede utilizar lápiz o papel si así lo prefiere. Podría buscar un planificador de dietas en la web o hacerlo usted mismo.

4. Comience su fase de transición. A menos que sea de esas personas del todo o nada, tendrá que entrar suavemente en su nueva forma de comer; utilice sólo uno de los métodos nombrados más arriba en el presente capítulo para lograrlo.

El ayuno intermitente es una cosa mental. Con sólo retardar su primera comida y parar de comer 30 minutos más temprano, entrenará su mente para este nuevo plan.

5. Busque apoyo. Puede encontrar grupos de apoyo en Facebook para personas que quieren seguir un protocolo de ayuno intermitente. Algunos están orientados sólo para hombres o sólo para mujeres, y otros son para ambos. También puede leer los foros en páginas web como bodybuilding.com. Hacerle saber a quienes le rodean lo que está haciendo, tampoco le dañará, ya que, al comenzar, podría ponerse más gruñón y sus seres queridos necesitan ser un poquito más pacientes. Incluso, podrían estar interesados en hacerlo con usted.

6. Piense en reducir sus entrenamientos y cambiar las horas. Durante las primeras semanas, sentirá que es más difícil entrenarse conjuntamente con sus horarios de ayuno. Aunque no tiene que detener sus ejercicios, tal vez quiera aminorar la intensidad en las primeras etapas.

Después que haya superado las primeras semanas de su transición, encontrará que es un poco más fácil ejercitarse y puede, entonces, incrementar sus niveles de intensidad. Asimismo, ajuste los momentos en los que entrena para que funcione bien para usted, pues no querrá desmayarse o enfermarse durante sus ejercicios.

7. Acompañamiento. Hacer esta nueva forma de comer solo, puede ser difícil. Encuentre a alguien con un interés parecido al suyo y acompáñense el uno al otro.

8. Tómese una foto del "antes". Este es mi último consejo para estar preparado: tómese una foto antes de comenzar. Es el típico consejo que la mayoría da para

todos los programas de dieta; le motivará y podrá ver su progreso. Ahora, no quero que la coloque en la puertadel refrigerador como refuerzo negativo. Esto no ayuda y sólo causará problemas. Tome la foto y guárdela; luego, cuando tome otra en un mes o algo así, saque la primera y compárelas. Le asombrará ver cuánto ha cambiado su cuerpo. Esto es, además, una maravillosa manera de pesarse. La balanza es la peor enemiga de alguien que está perdiendo peso, así que esta es una forma más saludable de hacer seguimiento a sus logros.

*Esto pudiera no ser un paréntesis alimentario sostenible, pues es como sacarte de una cita con los amigos en la tarde u otro tipo de eventos que tienden a ocurrir después de las cuatro.

El Reto de Los 30 Días

El método de ayuno intermitente16:8 es la elección más común porque tiende a ser el más fácil de seguir. Por ser el más popular y, probablemente el que usted quiera elegir, proporcionaré un plan de 30 días para el protocolo 16:8. Aunque este capítulo se titula: el reto de los 30 días, no es tanto un desafío, sino un horario que le ayudará a prepararse para comenzar su dieta de ayuno intermitente.

He puesto las horas en este plan, pero usted puede cambiarlas para que se adecúen a sus necesidades personales. El punto es reducir su paréntesis alimentario a un período de ocho horas, durante el cual está permitido ingerir cualquier comida y bebida de su elección, así como la cantidad que desee. De cualquier modo, este plan aporta un menú como ejemplo para ayudarle a elegir alimentos más saludables.

No tiene que restringir su ingesta de calorías, pero es recomendable que usted:

- Ingiera ciertas combinaciones de diferentes alimentos que le aporten nutrientes como vegetales y frutas, granos enteros ricos en fibra, proteína magra y grasas saludables.
- Consuma, por lo menos, la cantidad de agua recomendada durante el día, que

incluye las horas donde no toma alimento alguno. El agua es un regalo en todas las dietas.

Este reto también está equipado con una rutina de ejercicios que puede hacer antes de su primera comida del día que incrementará los efectos del ayuno. Está compuesta por ejercicios cardiovasculares y entrenamiento de intervalos de alta intensidad. Sin más presentación, he aquí su protocolo de ayuno intermitente 16:8 de 30 días.

Día 1

- Al levantarse – Café, té verde o bebidas desintoxicantes sin calorías.
- Desayuno 1 pm – Huevos revueltos con tostada.
- Merienda 2:30 pm – 1 porción de almendras y una naranja.
- Cena 8 pm – Pollo al grill con vegetales y budín de pan de postre.

Día 2

- Al levantarse – Café, té verde o bebidas desintoxicantes sin calorías.
- Desayuno 1 pm – Tostadas con aguacate, tomate, beicon y huevo.

- Merienda 2:30 pm – ensalada de pepino y sandía.
- Cena 8 pm – Pescado horneado con vegetales y helado de postre.

Día 3

- Al levantarse – Café, té verde o bebidas desintoxicantes sin calorías.
- Desayuno 1 pm – Batido de col kale, banana y mantequilla de cacahuate.
- Merienda 2:30 pm – Brownie mediano de chocolate negro.
- Cena 8 pm – Sopa de pollo estilo asiática y natilla de frutas de postre.

Día 4

- Al levantarse – Café, té verde o bebidas desintoxicantes sin calorías.
- Desayuno 1 pm – Sándwich con tostadas de trigo entero.
- Merienda 2:30 pm – Una porción de mezcla de frutos secos.
- Cena 8 pm – Frijoles con chile acompañados de dos o tres rebanadas de pan chapattis y un brownie de chocolate negro de postre.

Día 5

- Al levantarse – Café, té verde o bebidas

desintoxicantes sin calorías.

- Desayuno1 pm – Tofu revuelto con tomate.
- Merienda2:30 pm – 4 almendras y una manzana.
- Cena 8 pm – Pollo al grill con vegetales y helado de postre.

Día 6

- Al levantarse – Café, té verde o bebidas desintoxicantes sin calorías.
- Desayuno 1 pm – Huevos revueltos y tostada con mantequilla de cacahuate.
- Merienda 2:30 pm – Un tazón pequeño de nachos con salsa baja en grasa.
- Cena 8 pm – Lasaña de vegetales y budín de pande postre.

Día 7

- Al levantarse – Café, té verde o bebidas desintoxicantes sin calorías.
- Desayuno 1 pm – Beicon y huevos con tostada de trigo entero.
- Merienda 2:30 pm – 1 porción de almendras y una naranja.
- Cena 8 pm – Sándwich de atún y unbatido bajo en grasa.

Día 8

- Al levantarse – Café, té verde o bebidas desintoxicantes sin calorías.
- Desayuno 1 pm – Hojuelas de trigo y leche.
- Merienda 2:30 pm – 1 porción de mezcla de frutos secos.
- Cena 8 pm – Pollo al grill envuelto en tortilla mejicana y budín de pande postre.

Día 9
- Al levantarse – Café, té verde o bebidas desintoxicantes sin calorías.
- Desayuno 1 pm – Batido de col kale, fresas y arándanos.
- Merienda 2:30 pm – Ensalada de pepino y sandía.
- Cena 8 pm – Frijoles con chile y natilla de frutas de postre.

Día 10
- Al levantarse – Café, té verde o bebidas desintoxicantes sin calorías.
- Desayuno 1 pm – Huevos revueltos con tostadas.
- Merienda 2:30 pm – Un brownie mediano de chocolate negro.
- Cena 8 pm – Pescado horneado con

vegetales y yogur helado bajo en grasa de postre.

Día 11

- Al levantarse – Café, té verde o bebidas desintoxicantes sin calorías.
- Desayuno 1 pm – Tostadas con aguacate y lonchas de pechuga de pollo con tomate.
- Merienda 2:30 pm – Manzana y sandía.
- Cena 8 pm – Pollo al grill y kebab de vegetales con helado de postre.

Día 12

- Al levantarse – Café, té verde o bebidas desintoxicantes sin calorías.
- Desayuno 1 pm – Sándwich con tostadas de trigo entero.
- Merienda 2:30 pm – Un tazón pequeño de nachos con salsa baja en grasa.
- Cena 8 pm – Pollo estilo Búfalo envuelto en tortilla mejicana con ensalada de frutas frescas de postre.

Día 13

- Al levantarse – Café, té verde o bebidas desintoxicantes sin calorías.
- Desayuno 1 pm – Huevos revueltos y tostadas con mantequilla de cacahuate.

- Merienda 2:30 pm – Un tazón pequeño de obleas de patatas.
- Cena 8 pm – Sopa de lenteja india con natilla de frutas de postre.

Día 14
- Al levantarse – Café, té verde o bebidas desintoxicantes sin calorías.
- Desayuno 1 pm – Tofu revuelto al curry.
- Merienda 2:30 pm – 4 almendras y una manzana.
- Cena 8 pm – Pollo horneado con vegetales rostizados acompañados de ensalada y brownie de chocolate negro de postre.

Día 15
- Al levantarse – Café, té verde o bebidas desintoxicantes sin calorías.
- Desayuno 1 pm – Beicon, huevos, aguacate y tostadas de trigo entero.
- Merienda 2:30 pm – Ensalada de pepino y sandía.
- Cena 8 pm – Lasaña de vegetales con un batidode postre.

Día 16
- Al levantarse – Café, té verde o bebidas desintoxicantes sin calorías.

- Desayuno 1 pm – Huevos revueltos con tostadas.
- Merienda 2:30 pm – 4 almendras y una naranja.
- Cena 8 pm – Pollo al grill con vegetales y budín de pande postre.

Día 17

- Al levantarse – Café, té verde o bebidas desintoxicantes sin calorías.
- Desayuno 1 pm – Tostada con aguacate acompañada de tomate, beicon y huevo.
- Merienda 2:30 pm – Ensalada de pepino y sandía.
- Cena 8 pm – Pescado horneado con vegetales y helado de postre.

Día 18

- Al levantarse – Café, té verde o bebidas desintoxicantes sin calorías.
- Desayuno 1 pm – Batido de col kale, banana y mantequilla de cacahuate.
- Merienda 2:30 pm – Brownie mediano de chocolate negro.
- Cena 8 pm – Sopa de pollo estilo asiática y natilla de frutas de postre.

Día 19

- Al levantarse – Café, té verde o bebidas

desintoxicantes sin calorías.

- Desayuno 1 pm – Sándwich con tostadas de trigo entero.
- Merienda 2:30 pm – Un tazón pequeño de palomitas de maíz.
- Cena 8 pm – Frijoles con chile acompañados de dos o tres rebanadas de pan chapatti y un brownie de chocolate negro de postre.

Día 20
- Al levantarse – Café, té verde o bebidas desintoxicantes sin calorías.
- Desayuno 1 pm – Tofu revuelto con tomate.
- Merienda 2:30 pm – 4 almendras y una manzana.
- Cena 8 pm – Pollo al grill con vegetales y helado de postre.

Día 21
- Al levantarse – Café, té verde o bebidas desintoxicantes sin calorías.
- Desayuno 1 pm – Huevos revueltos y tostadas con mantequilla de cacahuate.
- Merienda 2:30 pm – Un tazón pequeño de nachos con salsa baja en grasa.
- Cena8 pm – Lasaña de vegetales con

budín de pan de postre.

Día 22

- Al levantarse – Café, té verde o bebidas desintoxicantes sin calorías.
- Desayuno 1 pm – Beicon y huevos con tostada de trigo entero.
- Merienda 2:30 pm – 4 almendras y una naranja.
- Cena 8 pm – Sándwich de atún con un batido bajo en grasa de postre.

Día 23

- Al levantarse – Café, té verde o bebidas desintoxicantes sin calorías.
- Desayuno 1 pm – Hojuelas de trigo y leche.
- Merienda 2:30 pm – Un tazón pequeño de palomitas de maíz.
- Cena 8 pm – Pollo al grill envuelto en tortilla mejicana y un budín de pande postre.

Día 24

- Al levantarse – Café, té verde o bebidas desintoxicantes sin calorías.
- Desayuno 1 pm – Batido de col kale, fresa y arándano.
- Merienda 2:30 pm – Pepino y ensalada

de sandía.

- Cena 8 pm – Frijoles con chile y natilla de frutas de postre.

Día 25

- Al levantarse – Café, té verde o bebidas desintoxicantes sin calorías.
- Desayuno 1 pm – Huevos revueltos con tostada.
- Merienda 2:30 pm – Un brownie mediano de chocolate negro.
- Cena 8 pm – Pescado horneado con vegetales y yogur helado bajo en grasa de postre.

Día 26

- Al levantarse – Café, té verde o bebidas desintoxicantes sin calorías.
- Desayuno 1 pm – Tostadas de aguacate con lonchas de pechuga de pollo y tomate.
- Merienda 2:30 pm – Manzana y sandía.
- Cena 8 pm – Pollo al grill y kebab de vegetales con helado de postre.

Día 27

- Al levantarse – Café, té verde o bebidas desintoxicantes sin calorías.
- Desayuno 1 pm – Sándwichcon tostada

de trigo entero.

- Merienda 2:30 pm – Un tazón pequeño de nachos con salsa baja en grasa.
- Cena 8 pm – Pollo estilo Búfalo envuelto en tortilla mejicana con una ensalada de frutas frescas de postre.

Día 28

- Al levantarse – Café, té verde o bebidas desintoxicantes sin calorías.
- Desayuno 1 pm – Huevos revueltos y tostada con mantequilla de cacahuete.
- Merienda 2:30 pm – Un tazón pequeño de obleas de patatas.
- Cena 8 pm – Sopa de lentejas indias con natilla de frutasde postre.

Día 29

- Al levantarse – Café, té verde o bebidas desintoxicantes sin calorías.
- Desayuno 1 pm – Tofu revuelto al curry.
- Merienda 2:30 pm – 4 almendras y una manzana.
- Cena 8 pm – Pollo horneado con vegetales rostizados acompañado con ensalada y un brownie de chocolate negro de postre.

Día 30

- Al levantarse – Café, té verde o bebidas desintoxicantes sin calorías.
- Desayuno 1 pm – Beicon, huevos, aguacate y tostada de trigo entero.
- Merienda 2:30 pm – Ensalada de pepino y sandía.
- Cena 8 pm – Lasaña de vegetalesy un batido bajo en grasa de postre.

Entrenamiento de Intervalos de Alta Intensidad de Ocho Minutos(HIIT, por sus siglas en inglés. N del T.)

Este entrenamiento debe realizarse cada mañana, más o menos una hora antes de su primera comida. Asegúrese de haber tomado bastante agua y de mantenerse hidratado, lo cual reducirá cualquier efecto secundario que pueda experimentar.

Necesitará un par de mancuernas de peso mediano. Realizará cada ejercicio por el número de repeticiones que se indica y luego repetirá el ciclo completo tantas veces como pueda durante ocho minutos. Si lo desea, puede hacer un seguimiento de las veces que realiza el circuito para averiguar si puede mejorar su puntuación.

Respire cuanto sea necesario y termine con ejercicios de enfriamiento y estiramiento ligero.

- Pies ligeros – 50 repeticiones
- o Coloque los pies separados con comodidad. Con las rodillas ligeramente flexionadas, mueva sus pies apoyándolos en la punta o metatarso (punta – planta – punta), alternando el izquierdo y el derecho tan rápido como sea posible. Para una repetición, hágalo con los dos pies al mismo tiempo.
- Zancadas en reversa con un giro – 40 repeticione ambos lados
- o Piernas separadas a la altura de la cadera. Lleve su pie izquierdo un paso atrás; flexione sus rodillas en una zancada al tiempo que gira su torso hacia la pierna derecha. Vuelva a la posición de pie y repita con el otro lado. esto puede ser hecho con mancuernas para añadir más desafío.
- Plank jack – 30 repeticiones
- o En el suelo y con los brazos extendidos y pies juntos, apóyese en las palmas de sus manos y en las puntas de los pies;

con las caderas arriba, forme con su cuerpo una línea recta. Apriete los glúteos. Dé un salto y separe los pies, como si estuviera haciendo saltos jumping jacks. Si tiene las muñecas dañadas, puede hacerlo apoyando sus antebrazos.

- Thruster con Mancuernas – 20 repeticiones
  - De pie, con las piernas separadas al nivel de sus caderas, tome una mancuerna en cada mano, flexione sus brazos y con las palmas hacia arriba, coloque sus manos encima de los hombros. Flexione las piernas manteniendo la espalda recta hasta llegar a la posición de cuclillas. * Regrese a la posición de pie y extienda los brazos llevando sus manos por encima de la cabeza. Repita.
- Ejercicios Burpees con push ups – 10 repeticiones
  - Pies separados a la altura de las caderas y palmas de las manos en el piso con brazos flexionados y cuerpo extendido. Extienda los brazos y levante las

caderas con los abdominales apretados. Colóquese de pie, y lleve sus manos a la nuca, al mismo tiempo que salta en el aire.Al caer al suelo, vuelva a la primera posición. Repita.

Repita todo el circuito tantas veces como pueda, durante ocho minutos.

Bebidas para desintoxicar

Como vimos en el plan de 30 días, cada día comienza con te, café o una bebida desintoxicante. He aquí algunas recetas que le ayudarán. Estas bebidas pueden tomarse durante todo el día.

- Té Verde y Limón.
  - Agua
  - 1 bolsita de té verde
  - Jugo de ¼ limón (lima en España. N del T.)
  - Hierva el agua e introduzca la bolsita de té. Agregue el jugo de limón. Disfrute.
- Agua Desintoxicante para Adelgazar.
  - Pimienta negra
  - Hojas de menta
  - 1 racimo de uvas verdes
  - Jugo de ½ lima (limón en España. N del T.)

o 1 pepino

o Corte el pepino en rodajas y colóquelo en el procesador de alimentos, junto con las uvas y las hojas de menta. Agregue el jugo de lima y mezcle. En un vaso, coloque hielo y espolvoreepimienta al gusto. Sirva el jugo sobre el hielo.

• Limonada

o ½ pulgada de jengibre

o Jugo de 2 naranjas

o Jugo de 1 limón (lima en España. N del T.)

o En un vaso, coloque el jugo de limón y el de naranja. Muela el jengibre hasta formar una pasta y mézclelo con el jugo.

No coloque sus rodillas encima de los dedos de los pies; lleve sus piernas a formar un ángulo recto. Mantenga su peso sobre los talones.

Alcohol y Ayuno Intermitente

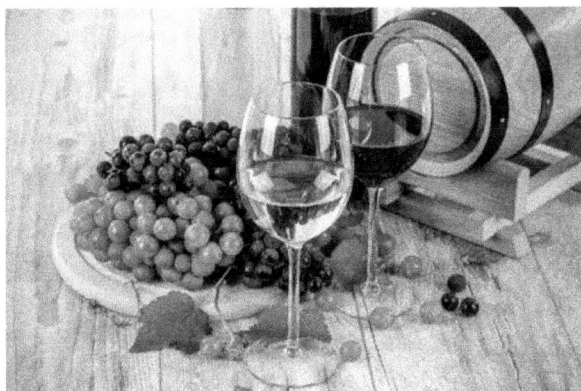

Siempre un gran problema para la mayoría; ¿se puede beber alcohol mientras se ayuna? ¿La respuesta? Sí y no.

No. usted no puede beber alcohol en el momento que está, de hecho, ayunando, debido a que el alcohol tiene calorías. Sí.

Usted puede beber alcohol durante las horas en las que come, pero existe una trampa.

Si rompe su ayuno con una bebida, algunas cosas pueden suceder.

Cuando el alcohol es consumido, el 20% de éste se absorbe por el tracto gastrointestinal. Dicha absorción tiene lugar a través de la difusión pasiva de las paredes del estómago, y el resto, es absorbido por el duodeno y por las paredes del intestino delgado.

Después de la absorción, el alcohol es eliminado lentamente. Todo esto se hace a través del metabolismo, lo que quiere decir que se quema como combustible. Además, el 3% se excreta a través de la orina; 1% a través del sudor y 7% a través de la respiración.

El punto no es acerca del metabolismo o los beneficios del alcohol para la salud. Tiene más que ver con un estudio titulado "Efectos del Consumo Moderado de Vino Blanco en el Suero IgA y la Insulina en Plasma, bajo condiciones de ayuno."

En dicho estudio, instruyeron a cinco

hombres no alcohólicos para ayunar durante seis horas; luego les suministraron 40 gramos de vino blanco seco en un período de tres horas. Los 40 gramos equivalen a tres vasos de vino de nueve onzas de capacidad.

Se descubrió que esta cantidad de alcohol no eleva los niveles de insulina de los hombres, por encima de los niveles de ayuno, lo que está muy bien. Pero es aún mejor, que este no es el único estudio realizado cuyos resultados concluyeron del mismo modo.

De lo que sí estamos seguros es que existe la posibilidad de que su organismo utilice el alcohol como combustible, en lugar de la grasa corporal, lo que sucederá sin cambio alguno en los niveles de insulina. Así pues, no debe consumir alcohol durante su ayuno. Únicamente con las comidas y nunca beba en exceso.

Alimentos y Bebidas Buenos y Malos

La mayor atracción del ayuno intermitente, es el hecho de que no viene con una larga lista de normas de alimentación. Puede comer, literalmente, lo que desee, siempre y cuando lo haga a las horas indicadas. Pero, ¿esto quiere decir que podrá comerse un litro entero de helado acompañado de una bolsa de Doritos? No. Y es la razón por la que he proporcionado una lista de alimentos que debe comer y alimentos que debe evitar. Sólo deseo hacer este preámbulo diciendo que la lista de malos alimentos no significa que nunca más deberá probarlos, sino comerlos con moderación.

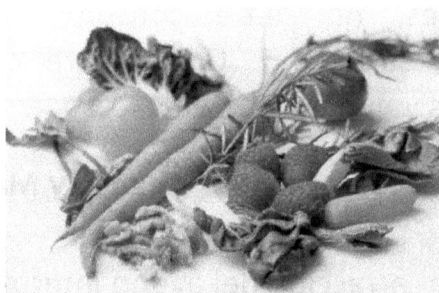

Alimentos Buenos

Agua – esto es obvio, pues, al no comer, es extremadamente importante mantenerse hidratado, ya que todos sus órganos requieren agua para funcionar adecuadamente. La cantidad de agua que cada quien necesita beber, varía de persona a persona. Una Buena guía, la tenemos al observar el color de nuestra orina, la cual debe ser amarillo pálido. La orina oscura significa que usted está deshidratado, lo que puede llevar a sufrir mareos, dolores de cabeza y fatiga.

Aguacate – Aunque el aguacate posee muchas calorías, está provisto de grasas mono insaturadas que hacen sentir saciedad, lo que resulta en sensación de llenura por más horas.

Pescado – Se sugiere comer al menos ocho onzas de pescado a la semana.Contiene muchas proteínas y grasas saludables, así como cantidades de vitamina D.

Vegetales Crucíferos – Tales como coliflor, coles de Bruselas y brócoli. Estos vienen cargados de fibra que le mantienen saciado y previenen el estreñimiento.

Patatas – No todos los alimentos blancos son malos para usted. Las investigaciones han descubierto que las patatas pueden ser alimentos muy útiles para la sensación de saciedad. Otro estudio afirma que, como parte de una dieta saludable, las patatas pueden ayudar a perder peso, aunque las patatas fritas (chips y a la francesa), no cuentan.

Legumbres y frijoles – Son alimentos saludables que suministran energía en cantidad. No tiene que recargarse de carbohidratos, pero alimentos como estos, definitivamente le ayudarán a sentirse mejor durante sus ayunos.

Alimentos Probióticos – Todos los bichos que viven en su panza disfrutan la diversidad y la consistencia. Esto significa que se molestan cuando tienen hambre. Consumir alimentos ricos en probióticos, tales como chucrut, kombucha o kéfir, son excelentes ingredientes para su dieta.

Bayas – Las bayas contienen importantes nutrientes. Las fresas aportan vitamina C. Un estudio descubrió que las personas que consumen una dieta rica en flavonoides como los que se encuentran en las fresas y en el arándano, tuvieron niveles menores de IMC (Índice de Masa Corporal. BMI, por sus siglas en inglés. N del T.), en un período de 14 años.

Huevos – Estos se cocinan rápidamente y son una gran fuente de proteínas. Consumir suficientes proteínas previenen el hambre y ayudan a modelar los músculos.

Nueces – Puede que tengan más calorías, pero son una excelente fuente de grasas saludables. Las grasas poli insaturadas de los frutos secos son capaces de alterar los indicadores fisiológicos de la saciedad y el hambre.

Granos Enteros – Muchas personas temen a los carbohidratos en cuanto a pérdida de peso se refiere, pero no deberían. Los granos enteros poseen muchas proteínas y fibra, así que, le alargará la sensación de saciedad.

Hojas Verdes – incluyen acelgas, col, espinacas, kale y muchas otras. Son bajas en calorías y carbohidratos y poseen mucha fibra.

Carne Magra de Pollo y de Res – Se ha satanizado las carnes injustamente. Se ha culpado a la carne de muchos problemas de salud, sin importar la falta de evidencia. Las carnes procesadas no son saludables, pero la carne magra sí lo es. Las proteínas son importantes para contener el apetito y obtener energía.

Queso Cottage o Requesón – El queso cottage es, de los productos vacunos, el más rico en proteínas; además, es bajo en carbohidratos y en grasas.

Alimentos Malos

Aunque no es necesario cortar completamente con estos alimentos, deberá evitarlos tanto como le sea posible. No le ayudarán a perder peso y pueden poner en riesgo la quema de grasa. A diferencia de los buenos alimentos, no hay explicación de ellos en esta lista, pero obtendrá una alternativa saludable y entenderá la razón por la cual van en detrimento de la pérdida de peso.

- Yogur con sabores – pruebe mejor con yogur griego.
- Sirope de maple falso – cambie a sirope

de maple real o miel.

- Crema para el café – prefiera el café negro.
- Rosca o rosquilla – pruebe carbohidratos complejos como harina de avena.
- Cereales para desayunar con azúcar – escoja cereales de avena o cereales bajos en azúcar.
- Refrescos – mejor agua o té.
- Ensalada de repollo con mayonesa – intente ensalada fresca.
- Barras energéticas – pruebe conbarritas con alto contenido de proteína y fibra.
- Carnes procesadas – escoja cortes de pescado.
- Té endulzado – procure té sin endulzar.
- Margarina – prefiera únicamente aceite de oliva.
- Comida rápida – detenga esto definitivamente.

Régimen de comidas de muestra para los días sin ayunar

En el capítulo anterior, exploramos ejemplos de recetas que puede disfrutar como están o modificar en sus días de ayuno. Ahora exploremos algunas recetas que puede disfrutar mientras está en sus **días normales de alimentación** o mientras come normalmente en el plan de la **ventana de 12 horas** o el **Protocolo 16/8.**

Día 1 – desayuno: panqueques hechos con harina de almendra

Porciones: 3

Tiempo de preparación: 20 minutos

Ingredientes:

1 ¾ tazas de harina de almendra
1 cucharadita de polvo de hornear
2 cucharadas de harina de yuca
¼ cucharadita de sal

2 huevos

1 cucharadita de extracto de vainilla

¾ taza de leche de almendra

Preparación:

Agrega todos tus ingredientes húmedos a un tazón mediano y bate para combinar.

Agregue sus ingredientes secos y mezcle suavemente hasta que esté completamente combinado y suave.

Coloca una sartén a fuego medio y cúbrela ligeramente con aceite de coco.

Cocine sus panqueques (1/4 taza de masa por panqueque) durante unos 4 minutos por lado. Servir, y disfrutar con su jarabe de panqueque favorito.

Información nutricional por porción:

Calorías: 123.3 g

Grasa total: 10.4 g

Carbohidratos: 3.6 g

Proteínas: 5.5 g

Día 1 – almuerzo: pescado salteado con salsa de cebollinos

Porciones: 4

Tiempo de preparación: 20 minutos

Ingredientes:

4 filetes de pescado cortados por la mitad
¼ cucharadita de pimienta negra
1 cucharada de aceite de oliva
½ taza de vino blanco seco
1 cucharada de cebolletas cortadas
¼ cucharadita de sal
3 cucharadas de harina integral
½ taza de chalotes en cubitos
1 taza de caldo de pescado

Preparación:
Usa pimienta y sal para sazonar el pescado. Ponga la harina en un plato y use para cubrir el pescado a fondo.
Caliente el aceite en una sartén y cocine por 5 minutos por un lado hasta que esté

dorado. Voltear el pescado y cocinar durante 5 minutos en el otro lado; retirar del fuego y reservar.

Prepare la salsa calentando una sartén y cocinando chalotes durante 2 minutos, luego agregue el vino y cocine durante 1 minuto hasta que el vino se reduzca a la mitad. Use una cuchara para raspar la sartén. Agregue el caldo a la sartén y cocine por 4 minutos, revuelva y cocine hasta que el líquido se reduzca a la mitad. Agregue las cebolletas y luego agregue el pescado.

Calentar bien y servir.

Información nutricional por porción:
Calorías: 257 g
Grasa total: 9 g
Carbohidratos: 26 g
Proteínas: 26 g

Día 1 – cena: frijoles ahumados con salsa BBQ

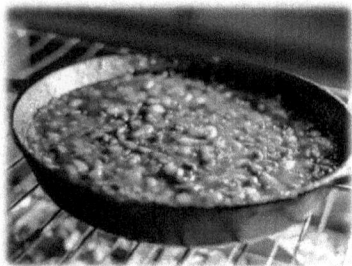

Porciones: 3-4

Tiempo de preparación: 1 hora

Ingredientes:

5 pedazos de tocino picados
1 cebolla amarilla picada
5 dientes de ajo picados
1 jalapeño picado
500 gr de frijoles pinto
6 tazas de agua
1 taza de salsa BBQ

2 cucharadas de mostaza picante

2 cucharadas de salsa de adobo (de chipotles enlatados)

2 cucharadas de salsa Tabasco ahumada

2 cucharadas de melaza

2 cucharaditas de sal

1 cucharadita de pimienta

Una pizca de Guinness (opcional)

Preparación:

Prepare sus frijoles (lave, escoja y remoje) durante la noche.

Ajuste su horno para precalentar en la parte superior de la estufa. Agregue el tocino al horno caliente y deje que se dore hasta que esté crujiente. Agregue el jalapeño y las cebollas, luego proceda a saltear hasta que las cebollas se ablanden. Continúa salteando mientras añades el ajo. Continuar durante aproximadamente un minuto.

Vierta los frijoles y luego el agua, cubra y permita que la cocción se caliente a fuego medio durante aproximadamente una hora o hasta que los frijoles se ablanden. Agregue un poco de su salsa de barbacoa preferida junto con el azúcar moreno, la salsa de adobo, el tabasco, la sal de mostaza y la pimienta mientras revuelve bien.

Retire la tapa y deje cocer a fuego lento hasta que la salsa se espese y los frijoles se cocinen por completo (debe ser aproximadamente una hora).

Servir y disfrutar.

Información nutricional por porción:

Calorías: 210 g

Grasa total: 1.5 g

Carbohidratos: 41 g

Proteínas: 8 g

Día 2 – desayuno: waffles hechos con harina de coco

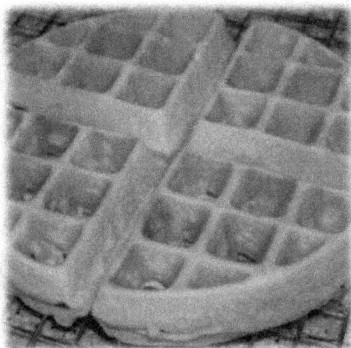

Porciones: 1

Tiempo de preparación: 20 minutos

Ingredientes

1 taza de harina de coco
¼ cucharadita de sal
¼ cucharadita de polvo de hornear
4 huevos
1 cucharadita de vainilla

2 cucharadas de miel
¼ cucharadita de canela

Preparación:
Agrega todos tus ingredientes húmedos a un tazón mediano y bate para combinar.
Agregue sus ingredientes secos y mezcle suavemente hasta que esté completamente combinado y suave.
Configura la plancha de waffles para que se caliente y cúbrela ligeramente con aceite de coco.
Cocine sus waffles (1/4 taza de masa por waffle) durante unos 5 minutos.
Servir, y disfrutar con jarabe de arce.

Información nutricional por porción:
Calorías: 467.1 g
Grasa total: 39.3 g
Carbohidratos: 13.2 g
Proteínas: 15.6 g

Día 2 – almuerzo: carne con almendras

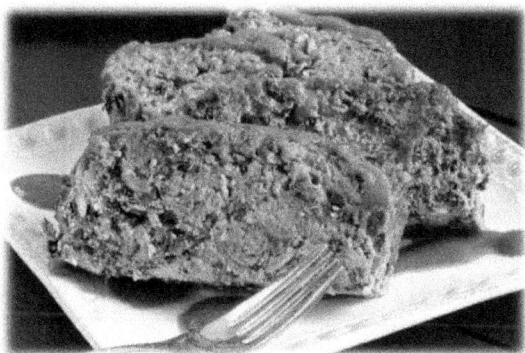

Porciones: 4

Tiempo de preparación: 1 hora y 30 minutos

Ingredientes:

½ kg de carne picada
¾ taza de harina de almendra
½ taza de la mezcla de salsa de tomate y pimienta
1 huevo batido
½ taza de cebolla y cebolleta picadas finamente

2 cucharadas de pimiento dulce picado
1 ramita de tomillo
1 cucharadita de sal
1 cucharadita de pimienta

Preparación:
Precaliente el horno a 180 grados Celsius.
Engrase un molde para hornear.
Combine todos los ingredientes y mezcle bien.
Agitar en el molde para hornear engrasado. Cubrir con papel de aluminio.
Hornear durante 1 hora. Servir caliente.

Información nutricional por porción:
Calorías: 285 g
Grasa total: 14.01 g
Carbohidratos: 10.74 g
Proteínas: 29.88 g

Día 2 – cena: muslos de pollo con salsa honeymustard

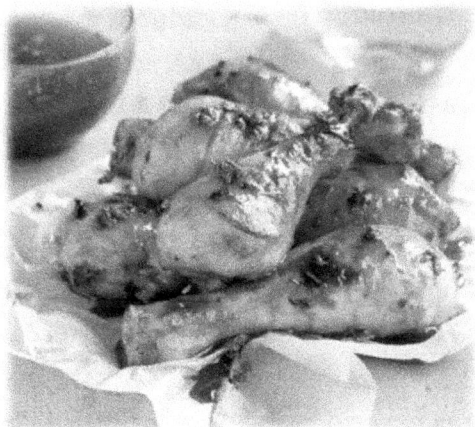

Porciones: 6

Tiempo de preparación: 1 hora y 30 minutos

Ingredientes:

1 ½ kg de muslos de pollo
4 onzas de harina de almendra
1 ½ cucharadita de sal
½ cucharadita de pimentón

1 cucharadita de pimienta blanca
½ cucharadita de sazonador de pollo
½ taza de margarina suave
½ taza de miel
½ taza de mostaza
6 cucharaditas de jugo de limón

Preparación:
Lavar y escurrir los muslos de pollo. Use una toalla de papel para secarlo.
En una bolsa de papel, combine la sal, la harina de almendra, el pimentón, el condimento de pollo y la pimienta blanca. Ponga el pollo en la bolsa y agite vigorosamente para cubrirlo adecuadamente.
Derrita la margarina en una bandeja para hornear, haga rodar los trozos de pollo en la margarina derretida hasta que todos los lados estén cubiertos.
Fije los trozos de pollo, con la piel hacia abajo en el molde para hornear. Hornee a 200 grados Celsius durante 30 minutos. Voltee los trozos de pollo y vierta sobre el glaseado. Hornee por otros 20 minutos o hasta que esté cocido. Dejar de lado.

Mezclar todos los ingredientes juntos y verter sobre el pollo y servir.

Información nutricional por porción:
Calorías: 93.3 g
Grasa total: 2.9 g
Carbohidratos: 3.9 g
Proteínas: 12.9 g

Día 3 – desayuno: tortilla de pollo y pecanas

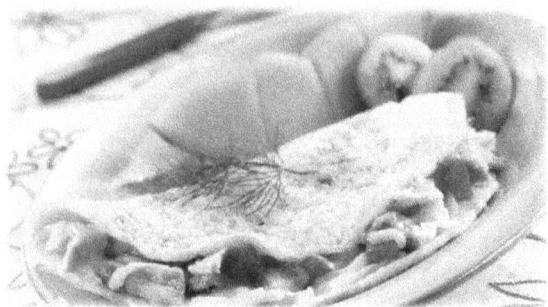

Porciones: 2
Tiempo de preparación: 10 minutos

Ingredientes:
4 huevos
1 ¼ cucharadita de salsa de soya
4 cucharadas de hojas de arugula
1 pimiento rojo asado y cortado en rodajas
1/8 taza de pecanas asadas y picadas
1/8 taza de pollo cocinado y sin

menudencia

Preparación:
Calentar 1 taza de aceite en una cacerola.

Mientras el aceite se calienta, bata los huevos con salsa de soja y pollo. Sus huevos deben estar llenos de burbujas de aire.

Una vez que el aceite esté caliente, vierta la mezcla de huevo en el centro del aceite. Cocine por 30 segundos o hasta que esté burbujeante e hinchado. Voltee la tortilla y cocine por 30 segundos más.

Una vez que el huevo esté dorado, retírelo del aceite y colóquelo en un plato cubierto con toallas de papel.

Cubra con arugula, pimientos picados y nueces picadas. Servir y disfrutar.

Información nutricional por porción:
Calorías: 357.2 g
Grasa total: 3.4 g
Carbohidratos: 42.7 g
Proteínas: 41.8 g

Día 4 – desayuno: frittata de puerros y setas

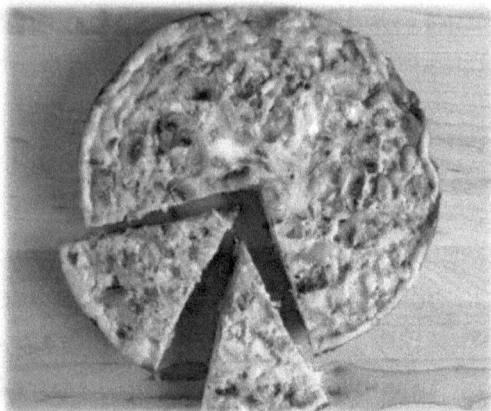

Porciones: 4 ½

Tiempo de preparación: 30 minutos

Ingredientes:
4 tazas de champiñones shitake salteado hasta que este blando
1 diente de ajo picado fino
6 huevos grandes
¼ de queso Fontina rallado
1 cucharada de tomillo picado

1 taza de leche descremada evaporada

1 puerro, cortado en cubitos finos, salteado hasta que este blando

1 cucharadita de aceite de oliva

¼ cucharadita de sal

¼ cucharadita de pimienta

Spray de cocina para cubrir la sartén que vaya a usar

Preparación:

Precaliente el horno a 190° Celsius.

En un tazón mediano, combine sus champiñones y puerros con la mitad de su sal y pimienta y aceite de oliva. Rocíe un plato de pastel (9 pulgadas) y coloque una cucharada de la mezcla anterior extendiéndola para cubrir todo el fondo del plato de pastel.

En un tazón mezcle los huevos, el ajo, el tomillo, la leche, la pimienta y la sal, luego vierta la mezcla encima de los champiñones y los puerros en su plato de pastel.

Cubrir uniformemente con queso fontina.

Dejar cocer hasta que esté hinchado y dorado (alrededor de 30 minutos). Dejar enfriar un poco, servir y disfrutar.

Información nutricional por porción:
Calorías: 300 g
Grasa total: 21 g
Carbohidratos: 9 g
Proteínas: 18 g

Día 4 – almuerzo: ragu rustico con cerdo

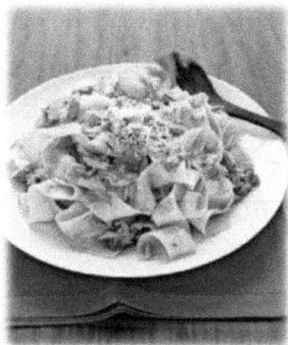

Porciones: 4 ½

Tiempo de preparación: 30 minutos

Ingredientes:
2 kg de cerdo
Sal
Pimienta
2 cucharadas de aceite de oliva
2 cebollas grandes picadas fino
¼ taza de pasta de tomate

4 dientes de ajo picados

1 taza de jugo de limón

2 latas (796 ml) de tomates ciruela italianos triturados

2 unidades de anís estrellado

1 hoja de laurel

Polenta cocida

Queso parmesano rallado

Preparación:

Recorte y deseche el exceso de grasa de la parte superior del cerdo. Retire el exceso de líquido dándole palmaditas para secar y luego sazone con sal y pimienta. A temperatura media, calentar el aceite en horno. Ahora, cocine el cerdo hasta que esté dorado por todos lados, antes de transferirlo a una bandeja.

Ponga el horno a precalentar a 120° Celsius y, a medida que lo haga, agregue el aderezo de cebollas y pasta de tomate, revolviendo ocasionalmente o hasta que la cebolla se ponga muy suave. Después de esto, agregar el ajo mientras se continúa cocinando por un minuto o dos. Agregue jugo de limón mientras revuelve, observe y vuelva a poner en los trozos dorados que quedan en la sartén. Por último, agregue los tomates triturados y el jugo de tomate. Ahora, vuelva a poner el asado en la olla y ponga la mezcla a hervir ahora ajustando el fuego a alto.

Agregar la hoja de laurel y el anís estrellado a la salsa y cubrir la olla. Mueva la olla ahora a su horno precalentado para cocinar durante 3 horas. Para entonces, su carne debe estar tierna, alejándose de su hueso, momento en el cual puede desechar la hoja de laurel y el anís estrellado. Servir y disfrutar.

Información nutricional por porción:
Calorías: 310 g
Grasa total: 5 g
Carbohidratos: 57 g
Proteínas: 7 g

Día 4 – cena: costillas de cerdo con salsa rootbeer

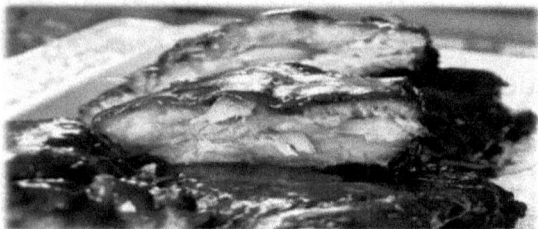

Porciones: 3-4

Tiempo de preparación: 2 horas y 30 minutos

Ingredientes:
1 kg de costillas de cerdo
1 cucharadita de sal
1 cucharadita de pimienta
1 ¼ cucharadita de paprika húngara
1 cebolla roja grande picada
Jengibre pelado y picado
1 cucharadita de comino
3 hojas de laurel
¼ cucharadita de canela
1 botella de rootbeer

1 taza de caldo de pollo

2 ramitas de romero

3 ramitas de tomillo

Preparación:

Su horno debe calentarse a fuego alto. La costilla debe frotarse con sal, pimienta y la mezcla de paprika. Untar la mezcla en las costillas con unabrocha hasta que llegue a un buen color dorado. Reservarlas costillas. El horno debe limpiarse de todo el aceite ahora, pero deje atrás 2 cucharadas donde la cebolla se debe agregar a fuego medio-alto hasta que esté suave y los bordes se vuelvan marrones. Vuelva a colocar las costillas en la olla, incluyendo con ella todos los ingredientes de estofado y hierva toda la mezcla. Durante un rato, cubra antes de colocar en el horno.

Ajuste su horno para precalentar a 135 grados Celsius. Mientras esté en el horno y gire las costillas a la mitad, cocínelas durante aproximadamente 2 1/2 - 3 horas antes de retirarlas del horno. Debe colocar una sartén grande a fuego lento para que ahora coloque sus costillas. Para el horno holandés, coloque el quemador a fuego alto y retire las hojas de laurel. Hierva la salsa aquí durante aproximadamente 20 minutos hasta que alcance el grosor deseado. Glasea tus costillas con un poco de la salsa mientras lo revuelves.

Finalmente puede cortar sus costillas y untarlas con salsa.

Servir y disfrutar sobre la polenta, el arroz o las papas.

Información nutricional por porción:
Calorías: 490 g
Grasa total: 21 g
Carbohidratos: 61 g
Proteínas: 12 g

Día 5 – desayuno: huevos rellenos con carne de cangrejo

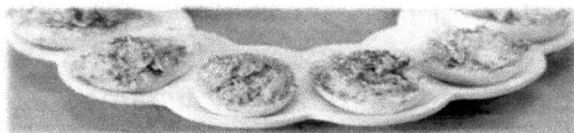

Porciones: 12

Tiempo de preparación: 15 minutos

Ingredientes:
24 huevos grandes duros, pelados y cortados a la mitad
12 onzas de cangrejo fresco cortado en cubitos
1/3 taza de mayonesa
1/3 taza de crema agria
2 cucharaditas de jugo de limón
1 ½ cucharaditas de salsa Tabasco
½ cucharadita de ajo en polvo
1 ½ cucharada de perejil picado
1 ½ cucharada de estragón fresco picado
2 cucharaditas de sal
2 cucharaditas de pimienta
2 cucharaditas de paprika
24 ramitas de estragón para decorar

Preparación:

Saque la yema de los huevos en un tazón mediano y mezcle bien con todos los ingredientes, excepto las claras de huevo y la páprika.

Agregue una cucharada de su mezcla de yema en cada mitad de la clara de huevo y espolvoree con paprika.

Sirva inmediatamente o refrigere hasta que esté listo para servir.

Información nutricional por porción:
Calorías: 64 g
Grasa total: 4 g
Carbohidratos: 1 g
Proteínas: 5 g

Día 5 – almuerzo: sopa de coco y champiñones

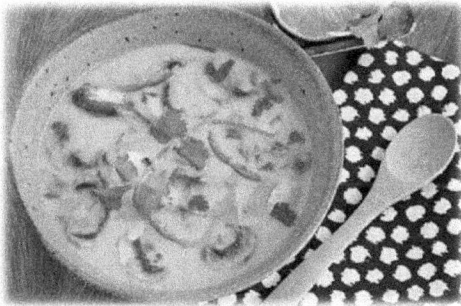

Porciones: 3

Tiempo de preparación: 25 minutos

Ingredientes:
1 taza de champiñones cortados en rodajas
1 taza de leche de coco
1 cebolla cortada en cubos finos
1 taza de caldo de pollo
4-5 dientes de ajo picados
½ cucharadita de pimienta negra

¼ cucharadita de sal

1 cucharada de aceite

Preparación:

Caliente el aceite en una cacerola, agregue la cebolla y los dientes de ajo, cocine por 1 minuto.

Añadir todos los champiñones y freír durante 5 minutos.

Agregue el caldo de pollo, la leche de coco, la sal, la pimienta y mezcle bien. Dejar cocer a fuego lento durante 15 minutos.

Servir y disfrutar.

Información nutricional por porción:

Calorías: 180 g

Grasa total: 2 g

Carbohidratos: 7 g

Proteínas: 3 g

Día 5 – cena: estofado de carne

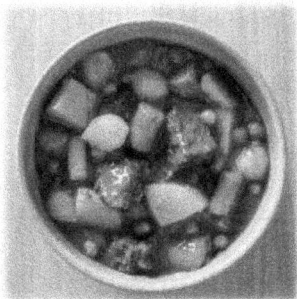

Porciones: 3-4

Tiempo de preparación: 2 horas

Ingredientes:

1 cebolla pequeña cortada en cubitos
1 zanahoria pequeña cortada en cubitos
1 tallo de apio cortado en cubitos
1 ramita de tomillo
1 hoja de laurel
2 clavos de olor enteros
3 tazas de caldo de carne
1 kg de estofado de ternera cortado en cubitos

1 cucharadita de sal

1 cucharadita de pimienta

½ taza de aceite vegetal

1 cucharada de pasta de tomate

1 taza de vino blanco seco

3 cucharadas de perejil picado

1 cucharada de cascara de limón

Preparación:

Cree un ramillete atando tomillo, romero, clavo de olor y laurel. Condimentar la carne con sal y pimienta. Calienta el aceite en una olla hasta que empiece a ahumar. Coloque la carne a dorar por todos lados. Retire la carne del fuego y reservar.

En la olla, verter zanahorias, cebolla, apio y sal. Saltear durante unos 8 minutos o hasta que esté completamente suave. Agregue la pasta de tomate y la carne dorada. Vierta el vino blanco y deje que se cocine hasta que el líquido se reduzca a la mitad. Vierta el caldo de res junto con el ramillete y deje hervir. Cubra la olla y cocine a fuego lento hasta que la carne se caiga literalmente del hueso cuando se levanta.

Cuando la carne esté cocida, retire la carne de la olla y colóquela en el plato para servirla.

Retire y deseche el ramillete.

Use los jugos de la olla para verter sobre los trozos de carne. ¡Servir y disfrutar!

Información nutricional por porción:

Calorías: 209 g

Grasa total: 5.9 g

Carbohidratos: 21.77 g

Proteínas: 16.98 g

Día 6 – desayuno: huevos revueltos con salmón ahumado

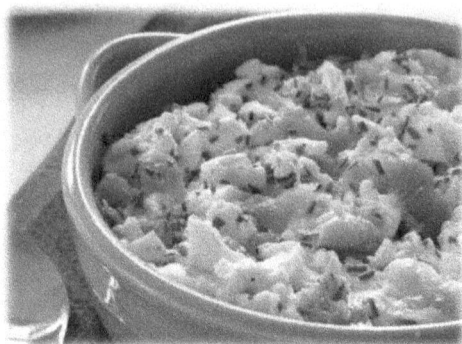

Porciones: 1

Tiempo de preparación: 6 minutos

Ingredientes:
2 huevos
1/8 taza de salmón ahumado cortado en cubitos finos
1 cucharadita de crema agria

1 cucharadita de mantequilla
1 cucharadita de sal
1 cucharadita de pimienta
1 cucharadita de agua

Preparación:
En un tazón pequeño, agregue los huevos, el agua y la crema agria y mezcle con un tenedor.
A fuego lento derrita la mantequilla en una sartén. Vierta la mezcla de huevo en la sartén. Revuelva constantemente. Aproximadamente un minuto después agregue su salmón y continúe revolviendo una vez que el huevo esté listo y aún húmedo.
Agregue la sal y la pimienta mientras está en el plato.

Información nutricional por porción:
Calorías: 200 g
Grasa total: 13.3 g
Carbohidratos: 2.3 g
Proteínas: 16.7 g

Día 6 – almuerzo: guiso de pollo al curry

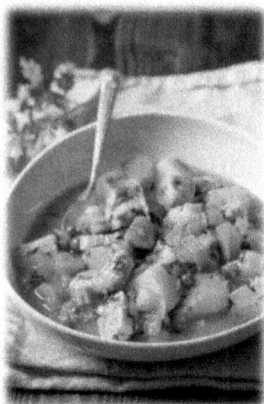

Porciones: 1

Tiempo de preparación: 6 minutos

Ingredientes:
5 pechugas de pollo
5 muslos de pollo
1 cucharada de salsa Worcestershire
14 onzas de leche de coco
½ taza de caldo de pollo
2 cucharadas de salsa de pescado
2 cucharadas de azúcar moreno

4 cucharadas de pasta de curry rojo

1 cucharada de jugo de limón

2 limas, zumo y cascara

1 cucharada de aceite de oliva

½ cucharadita de sal

¼ cucharadita de pimienta

Preparación:

Encienda la olla de cocción lenta.

Calienta el aceite en una sartén a fuego medio-alto.

Sazone el pollo y cocine en el aceite hasta que esté dorado por todos lados.

Retirar y colocar en olla de cocción lenta.

Cocine la pasta de curry en la misma sartén durante 1-2 minutos o hasta que esté fragante.

Agregue la salsa Worcestershire, el azúcar moreno y el jugo de limón. Cocine hasta que el azúcar se derrita.

Vierta el caldo, la leche de coco, la salsa de pescado, el jugo de limón y la ralladura.

Revuelva y vierta en la olla de cocción lenta. Tape y cocine a fuego alto durante 4 horas (o bajo durante 8 horas). Servir

Información nutricional por porción:
Calorías: 387 g
Grasa total: 16.2 g
Carbohidratos: 26.3 g
Proteínas: 35.3 g

Día 6 – cena:curry vegetariano

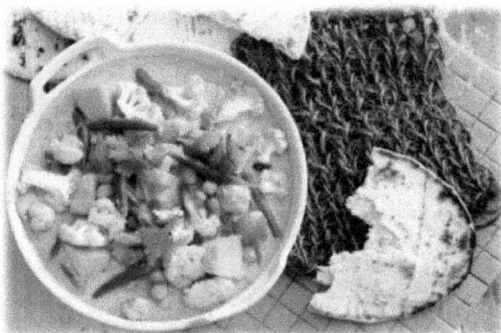

Porciones: 4

Tiempo de preparación: 4 horas y 35 minutos

Ingredientes:
16 onzas detofu extra firme escurrido y cortado en cubos.
1 berenjena picada
14 onzas de leche de coco
1 cucharada de azúcar de palma
¼ taza de pasta verde tailandesa
1 ½ tazas de pimiento en rodajas

1 cebolla rebanada

½ cucharadita de cúrcuma

2 tazas de brócoli

¾ taza de guisantes

1 cucharada de jengibre picado

1 taza de caldo de verduras

Sal al gusto

Preparación:

En una olla, combine la leche, la pasta de curry, el azúcar, la cúrcuma y el caldo de verduras. Sazonar con sal al gusto. Añadir la cebolla, el pimiento y la berenjena. Cocine a fuego alto durante 3-4 horas.

Mientras tanto, caliente un poco de aceite en una sartén a fuego medio-alto. Agregue el tofu y cocine hasta que esté dorado por todos lados. Coloque a un lado. Durante los últimos 30 minutos, agregue el tofu y el brócoli.

Deje que el curry se cocine durante los 30 minutos restantes y sirva después.

Información nutricional por porción:
Calorías: 307 g

Grasa total: 19.9 g
Carbohidratos: 19.1 g
Proteínas: 11.1 g

Día 7 – desayuno: pizza de huevo, jamón y piña

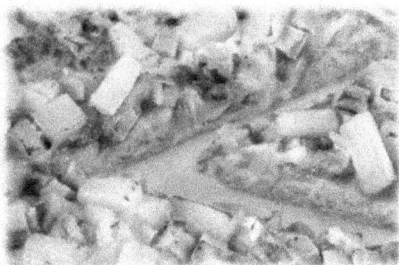

Porciones: 12

Tiempo de preparación: 50 minutos

Ingredientes:
10 pedazos de jamon
10 pedazos de piña
12 huevos revueltos

Sal y pimienta al gusto

2 paquetes de masa refrigerada

½ taza de salsa roja

2 tazas de queso cheddar rallado

Preparación:

A fuego medio, cocine el jamón en una sartén durante cinco minutos por ambos lados o hasta que se dore uniformemente. Escurrir sobre una toalla de papel.

Revolver el huevo durante 5 minutos o hasta que ya no esté mojado. Sazone con la sal y la pimienta.

Precaliente el horno a 180 grados Celsius. Deje que la masa se ajuste a la parte inferior de una fuente para hornear de 9x13. Hornear, la masa durante 10 minutos o hasta que esté dorada. Espolvoree la salsa por toda la masa horneada, cubra con el huevo revuelto, luego desmenuce el jamón encima, corte las rodajas de piña y espárzalas por todas partes y luego agregue el queso. Hornear durante diez minutos o hasta que el queso se haya derretido.

Deje que se enfríe durante diez minutos

antes de cortarlo. Servir y disfrutar.

Información nutricional por porción:

Calorías: 204 g

Grasa total: 10.6 g

Carbohidratos: 13.5 g

Proteínas: 13.6 g

Día 7 – almuerzo: ensalada de coles de Bruselas, huevo y tocino

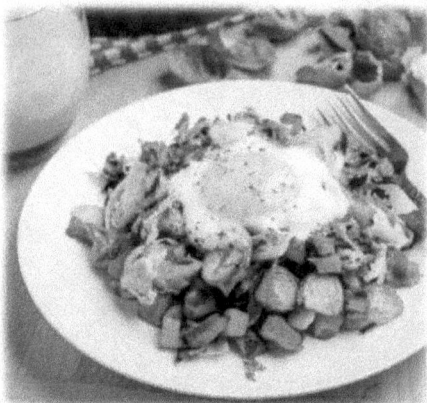

Porciones: 6

Tiempo de preparación: 30 minutos + tiempo para que se enfríe

Ingredientes:
4 tazas de coles de Bruselas asadas y cortadas
4 huevos duros pelados y picados finamente
¼ taza de tocino horneado y picado

¼ taza de albahaca
2 tallos de apio picados
4 cebollas rojas picadas
¼ taza crema agria
2 cucharadas de vinagre de sidra de manzana
Sal al gusto
Pimienta al gusto

Preparación:
Coloque todos los ingredientes en un tazón grande y mezcle hasta que estén bien combinados.
Refrigere por lo menos 1 hora antes de servir.
Servir y disfrutar

Información nutricional por porción:
Calorías: 351.6 g
Grasa total: 22 g
Carbohidratos: 23.8 g
Proteínas: 16 g

Día 7 – cena: albóndigas y zoodles

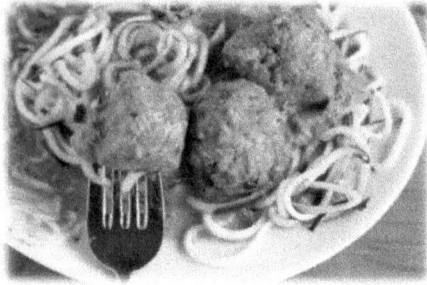

Porciones: 4

Tiempo de preparación: 45 minutos

Ingredientes:
2 onzas de carne picada
2 calabacines grandes
1 cebolla picada
1 cucharadita de pimienta de cayena
½ cucharadita de chile en polvo
1 taza de salsa de tomate
2 cucharadas de harina
2 cucharadas de aceite de oliva
½ cucharadita de pasta de ajo

1 cucharadita de comino en polvo
1 cucharadita de canela en polvo
2-3 dientes de ajo picados
¼ cucharadita de sal
2 cucharadas de jugo de limón
1 cucharada de mantequilla

Preparación:
Precaliente el horno a 180 grados Celsius y coloque una hoja de pergamino en una bandeja para hornear.

En un tazón, mezcle carne picada, harina, sal, chile en polvo, comino en polvo, polvo de canela, pasta de ajo y cebolla.

Hacer bolitas redondas y colocarlas en una fuente para hornear. Hornear durante 20-25 minutos.

En una cacerola agregue los dientes de ajo y saltee durante 1 minuto. Revuelva, en salsa de tomate y sazone con pimienta de cayena y un poco de sal. Cocinar durante 5-6 minutos. Agregue las albóndigas al horno y mezcle.

Derrita la mantequilla en una sartén y saltee el calabacín por 1-2 minutos y rocíe el jugo de limón encima.

Transfiera los zoodles al plato para servir y cúbralos con las albóndigas. Disfrutar.

Información nutricional por porción:
Calorías: 325 g
Grasa total: 15 g
Carbohidratos: 25 g
Proteínas: 25 g

Postre extra: melón sin azúcar y sorbete de bayas

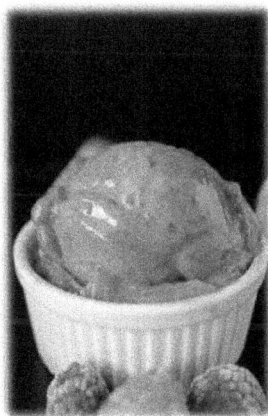

Porciones: 6

Tiempo de preparación: 5 minutos

Ingredientes:

4 ½ tazas de cubitos de hielo triturados
¼ kg de melón cortado en cubos
½ taza de bayas mixtas
1 cucharada de ralladura de naranja
2 cucharadas de miel

Preparación:

Colocar todos los ingredientes en una licuadora.

Mezcla los ingredientes durante 30 segundos.

Servir inmediatamente.

Información nutricional por porción:

Calorías: 97.5 g

Grasa total: 0.7 g

Carbohidratos: 24.2 g

Proteínas: 1 g

Postre bonus: cheesecake sin azúcar de moras

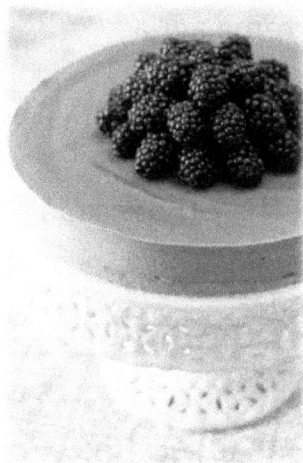

Porciones: 4

Tiempo de preparación: 30 minutos

Ingredientes:

1 taza de pure de mora

1 cucharadita de extracto de vainilla

3 tazas de queso crema

½ taza de crema agria

1 taza de moras

2 cucharadas de mantequilla derretida

3 claras de huevo

½ taza de leche condensada

9. 2 paquetes de galletas desmenuzadas

Preparación:

Precalentar el horno a 180 grados.

Batir las claras de huevo hasta que estén esponjosas.

En un recipiente aparte batir el queso crema hasta que esté borroso. Ahora agrégale crema batida, claras de huevo batidas, puré de moras, mantequilla, leche condensada, vainilla y la mezclamos.

Extienda las galletas desmenuzadas en un molde para hornear redondo y engrasado y presione bien. Vierta la mezcla de queso y colóquela con una espátula uniformemente.Hornear durante 25-30 minutos.

Cuando el pastel esté hecho, colóquelo en el congelador durante 20 minutos.

Cubra con moras y sirva.

Información nutricional por porción:

Calorías: 334 g

Grasa total: 32 g

Carbohidratos: 5 g

Proteínas: 9 g

Conclusión

Gracias por llegar al final de Ayuno Intermitente; esperamos que haya sido de provecho, para información y como suministro de las herramientas que necesita para alcanzar sus objetivos.

El próximo paso será intentar lo que ha aprendido. Escoja un plan de ayuno que usted piense le funcionará y empiece a implementarlo. Perder peso y estar saludable no tiene por qué ser complicado. El ayuno intermitente es sencillo de hacer y de iniciar. Así que, comience hoy.

Parte 2

Introducción

Durante décadas, los expertos en salud han aconsejado a las personas que hacen dieta consumir alimentos bajos en grasa, hacer ejercicio regularmente y evitar saltearse las comidas. Esto ha sido considerado durante mucho tiempo un consejo dietético estándar. Sin embargo, a pesar de esto, el índice de obesidad sigue aumentando. El consejo estándar puede ser efectivo para algunas personas, pero no para otras. Una alternativa popular, aunque importante, ha sido propuesta por estudios internacionales recientes: el ayuno intermitente.

Los practicantes del ayuno intermitente reducen drásticamente la cantidad de alimentos que consumen durante un breve período. Uno de los tipos más populares de ayuno intermitente se conoce como el régimen 5:2. Al aplicar este plan dietético, los profesionales comen normalmente durante 5 días a la semana y ayunan durante 2 días. Durante el período de ayuno, solo se les permite consumir una cuarta parte de las calorías que normalmente consumirían. Los hombres pueden comer hasta 600 calorías, mientras que a las mujeres solo se les permite 500. Los practicantes exitosos de 5:2 han perdido aproximadamente 1 libra por semana mientras siguen el plan dietético.

Sin embargo, la dieta 5:2 no debe considerarse una licencia para comer en exceso durante los días normales. El éxito o fracaso del plan dietético también es igualmente dependiente de la autodisciplina del practicante. Aparte de la pérdida de peso mencionada anteriormente, los estudios también han demostrado que el ayuno intermitente puede mejorar los niveles de colesterol, la presión arterial y la sensibilidad a la insulina.

Si alguna vez ha intentado perder peso, sabrá cuán comprometido y ansioso puede estar durante las primeras semanas. Desafortunadamente, la vida finalmente se interpone en el camino para la mayoría de las personas. Decides hacer trampa solo una vez. Entonces decidirás hacerlo de nuevo. Hasta lo que se suponía que era tu día de descanso se ha convertido en tu mes de descanso. Los practicantes del régimen 5:2, no tienen que preocuparse por la monotonía o el aburrimiento. Ya que solo estarás ayunando durante 2 días a la semana, una golosina siempre estará en el horizonte. En otras palabras, le resultará mucho más fácil seguir una dieta que solo restringe ocasionalmente. ¡Revisa las probabilidades y prueba el régimen 5: 2 hoy!

Crepas

Rinde: 8 porciones.

Calorías por porción: 79
Ingredientes:
- ⅔ taza de harina
- 1 taza de leche
- 2 huevos enteros
- 1 pizca de sal

•1 ½ cucharadita de aceite vegetal
Procedimiento:
1.   Use una licuadora para combinar todos los ingredientes mencionados.
2.   Refrigera cubierto por 1 hr.
3.   Precalienta una sartén engrasada a fuego medio.
4.   Esparza la masa suficiente para cubrir toda el área de la sartén. Use una cuchara para extender la masa.
5.   Cocine uniformemente hasta que estén doradas por ambos lados. Repita hasta que haya utilizado toda la masa preparada.

Delicioso kel verde

Rinde: 10 porciones.

Calorías por porción: 142
Ingredientes:
•2 cucharadas de ajo, finamente picado
•¼ taza de aceite de oliva
•5 tazas de caldo de pollo
•1 pierna de pavo, ahumada
•5 tazas de hojas de berza, enjuagadas,

recortadas, picadas

•Sal y pimienta negra al gusto.

•1 cucharada de hojuelas de pimiento rojo, trituradas

Procedimiento:

1. En una olla, dore el ajo en el aceite de oliva caliente.

2. Consejo para los siguientes dos ingredientes. Cocer a fuego lento durante 30 min.

3. Ajuste el calor a medio alto. Cocine las berzas durante 45 min. Con agitación intermitente.

4. Poner el calor a temperatura media. Sazone al gusto. Continuar cocinando por otra hora.

5. Escurra el exceso de líquido, y emplate el kel.

6. Condimentar con pimienta roja antes de servir.

Muesli

Rinde: 8 porciones.

Calorías por porción: 175

Ingredientes:
- 1 taza de pasas
- ¼ taza de semillas de girasol
- ½ taza de nueces, picadas
- ¼ taza de azúcar morena
- 4 tazas y media de avena
- ½ taza de germen de trigo, tostado
- ½ taza de salvado de trigo
- ½ taza de salvado de avena

Procedimiento:
1.   Mezcle todos los ingredientes en un tazón grande.
2.   Almacenar en un recipiente hermético hasta que esté listo para disfrutar.

Sandwich de ganso barbecue

Rinde: 4 porciones.
Calorías por porción: 191
Ingredientes:
- 2 cucharadas de mantequilla
- 1 cebolla amarilla, en rodajas
- 1 diente de ajo, finamente picado
- 1 pechuga de ganso
- 1 ½ cucharada de salsa inglesa
- 2 tazas de caldo de pollo
- Salsa de barbacoa al gusto

Procedimiento:

1.   Derrita la mantequilla en una cacerola calentada.

2.   Saltear los siguientes dos ingredientes durante 5 min.

3.   Inclina y cocina el ganso durante 5 min.

4.   Transfiera la mezcla a una olla de cocción lenta.

5.   Revuelva en los siguientes dos ingredientes.

6.   Cocine a fuego alto durante 8 hrs.

7.   Desmenuce la carne y colóquela en un tazon/bol.

8.   Añadir la salsa de barbacoa. Revuelva para cubrir.

Pollo japonés

Rinde: 4 porciones.

Calorías por porción: 313

Ingredientes:

- 8 palitos de pollo
- ½ taza de vinagre balsámico
- ⅓ taza de salsa de soja
- 1 taza de agua

- 1 diente de ajo, pelado, machacado
- 1 chile picante, reducido a la mitad, sin semillas
- 2 ½ cucharadas de azúcar

Procedimiento:

1. Combine todos los ingredientes en una cacerola grande.
2. Lleve la mezcla a ebullición a fuego alto.
3. Una vez que esté hirviendo, deje que hierva a fuego lento durante 20 min. Deseche cualquier espuma.
4. Ponga la temperatura alta. Deje cocinar hasta que el líquido se reduzca a una pasta brillante. Deseche los grumos.
5. Emplate y glasee.
6. ¡A comer!

Brochetas de frutas

Rinde: 5 porciones.

Calorías por porción: 61

Ingredientes:

- ¼ de melón, en cubos

- 2 piñas, peladas, en cubos
- 5 fresas, a la mitad
- 1 manzana, sin corazón, en cubos
- ½ taza de uvas, sin semillas
- 1 kiwi, sin corazón, en rodajas

Procedimiento:

1.   Alternativamente pinchar cada uno de los ingredientes.

2.   Emplate, sirva, y disfrute de inmediato.

Cerdo tirado

Rinde: 10 porciones.

Calorías por porción: 335

Ingredientes:
- 2 cebollas, rebanadas
- 1 kg de carne para asar de cerdo
- 1 taza de ginger ale
- Salsa de barbacoa de 18 oz

Procedimiento:

1.   Haga una capa de cebollas en el fondo de una olla de cocción lenta.

2.   Coloque el asado de cerdo sobre las cebollas.

3.   Revuelva con el Ginger ale.

4.   Cocine   durante   12   hrs.   A
temperatura baja

5.   Remueva el líquido.

6.   Desmenuce la carne con un tenedor.

7.   Agregue la salsa barbecue.

8.   Cocine durante 6 hrs. A temperatura
baja

9.   ¡A comer!

Espárragos Asados

Rinde: 4 porciones.

Calorías por porción: 69

Ingredientes:

•400 gr de espárragos, recortados

•½ cucharadita de sal

•1 ½ cucharada de aceite de oliva

Procedimiento:

1.   Calentar el horno a 220° C.

2.   Prepare los espárragos pelando los
extremos inferiores de 5 a 8 cm.

3.   Coloque las lanzas en una bandeja

para hornear cubierta con papel de aluminio.

4.   Vierta los ingredientes restantes. Mezcle para cubrir uniformemente.

5.   Hornear durante 15 min.

6.   Servir con su elección de vinagreta.

Puré de papas rojas con ajo y parmesano

Rinde: 5 porciones.

Calorías por porción: 199

Ingredientes:

• 2 kg de papas rojas, sin pelar, en cuartos
• 3 dientes de ajo, pelados
• 1/2 taza de leche
• 2 cucharadas de mantequilla, ablandada
• 1 cucharadita de sal
• ¼ taza de queso parmesano, rallado

Procedimiento:

1.   Coloque los dos primeros ingredientes en una olla grande.

2.   Vierta solo el agua suficiente para cubrir la mezcla. Llevar a hervir.

3.   Reducir el calor y dejar cocer a fuego lento hasta que esté cocido.

4.   Escurrir y enfriar. Deseche el ajo.

5.   Machaque las papas con leche, mantequilla y sal.

6.   Doblar en el queso.

7.   Servir caliente.

Taco de pollo de cocción Lenta

Rinde: 8 porciones.

Calorías por porción: 71

Ingredientes:

•1 taza de caldo de pollo

•3 cucharadas de condimento para tacos

•450 gr de pechuga de pollo, sin hueso, sin piel

Procedimiento:

1.   Pla ce todos los ingredientes en una olla de cocción lenta. Revuelve para combinar.

2.   Cocine a fuego lento durante 8 hrs.

3.   Triture el pollo usando los tenedores.

4.   Plato, servir, y disfrutar.

Sopa de fideos con pollo

Rinde: 6 porciones.

Calorías por porción: 247
Ingredientes:
- ½ taza de cebolla picada
- 1 taza de apio, en rodajas
- 1 taza de zanahoria, picada
- 2 cucharaditas de mantequilla, ablandada
- Caldo de pollo 56 oz
- 1 cucharadita de tomillo
- 1 patata pequeña, cortada en cubitos
- 1 cucharadita de condimento para aves
- 2 cucharaditas de caldo de pollo
- Fideos 100 gr
- 2 tazas de carne de pollo, cocida, rallada
- Perejil Para Decorar

Procedimiento:
1. En una olla grande, saltee los primeros tres ingredientes en mantequilla caliente durante 2 min.
2. Revuelva en los siguientes cinco ingredientes.
3. Llevar la mezcla a ebullición. Revuelva con frecuencia.
4. Agregue los siguientes dos

ingredientes.

5.   Dejar cocer a fuego lento durante 20 min.

6.   Decore con perejil antes de servir.

Coles De Bruselas Asadas

Rinde: 6 porciones.

Calorías por porción: 101

Ingredientes:

•680 gr de coles de Bruselas, recortadas

•3 cucharadas de aceite de oliva

•½-¾ cucharadita de sal

•½ cucharadita de pimienta negra

Procedimiento:

1.   Calentar el horno a 200 °C.

2.   Mezcle los ingredientes en un tazón.

3.   Verter el contenido en una bandeja para hornear.

4.   Asado durante 40 min. Mezcle de vez en cuando.

5.   Ajuste el condimento antes de servir.

Coliflor Asada Con 16 Dientes De Ajo

Rinde: 6 porciones.

Calorías por porción: 126
Ingredientes:
- 2 cucharaditas de romero, picado
- 1 cucharadita de sal
- ½ cucharadita de pimienta negra
- ¼ taza de aceite de oliva
- 16 dientes de ajo, pelados, machacados
- 1 cabeza de coliflor, recortadaen floretes
- Aceite de oliva según sea necesario.

Procedimiento:
1. Calentar el horno a 230 °C.
2. Mezcle los primeros cinco ingredientes en un recipiente para horno.
3. Añadir los dos ingredientes nuevos.
4. Hornear durante 20 min.
5. Mezcle suavemente. Ajustar el condimento.
6. Hornear por otros 10 min.
7. Servir caliente.

Pollo con queso

Rinde: 8 porciones.

Calorías por porción: 241
Ingredientes:
- Sopa de queso cheddar de
- 300 gr de clavo
- 600 ccde crema de sopa de pollo, condensada
- ¼ cucharadita de ajo en polvo
- 1 kg de pechugas de pollo, sin hueso, sin piel
- Sal y pimienta negra al gusto.

Procedimiento:
1.   Bate los tres primeros ingredientes en un bol.
2.   Verter la mezcla en una olla de cocción lenta.
3.   Sumergir el pollo en la mezcla.
4.   Cocine a fuego lento durante 8 hrs.
5.   Servir.

Tilapia al horno

Rinde: 4 porciones.

Calorías por porción: 272
Ingredientes:
- Filetes de tilapia de 600 gr aprox.Cortados.
- 1 limón, jugo, ralladura
- 2 cucharadas de mantequilla, ablandada
- Sal y pimienta negra al gusto.
- Perejil Picado Para Decorar

Procedimiento:
1. Calentar el horno a 190 °C.
2. Frote el jugo de limón, la ralladura, la sal y la pimienta negra en cada filete.
3. Coloque los filetes en una sartén de hierro engrasado.
4. Unte la mantequilla en cada filete.
5. Hornear durante 12 min.
6. Decore con perejil antes de servir.

Budín de chocolate grueso

Rinde: 4 porciones.

Calorías por porción: 161
Ingredientes:

- 3 cucharadas de maicena
- ¼ taza de cacao
- ⅓ taza de azúcar
- ⅛ cucharadita de sal
- 2 tazas de leche descremada
- 1 cucharadita de extracto de vainilla

Procedimiento:

1. Mezcle los primeros cuatro ingredientes en un recipiente apto para microondas.
2. Agregue la leche descremada.
3. En microondas alto: durante 3 min depende del tipo de microondas utilizado.
4. Revuelva la mezcla.
5. Métalo al microondas por otros 5 min.
6. Revuelva la vainilla.
7. Dejar enfriar unos minutos antes de servir.

Sopa De Patata Cocida Lenta

Rinde: 12 porciones.

Calorías por porción: 270

Ingredientes:

- 1 ltde caldo de pollo
- 8 tazas de papas, peladas, cortadas en cubitos
- ⅓ taza de cebolla, picada
- 300 cc de crema de sopa de pollo, condensada
- 200 gr de queso crema, en cubos, ablandado
- 200 gr de tocino, cocinado, desmenuzado
- Cebolletas Picadas Para Decorar

Procedimiento:

1. Mezcle los primeros cuatro ingredientes en una olla de cocción lenta.
2. Cocinar a fuego bajo durante 10 hrs.
3. Agregue el queso crema.
4. Sirva en tazones para servir.
5. Cubra con tocino y cebollino.

Salmón al horno

Rinde: 4 porciones.

Calorías por porción: 177

Ingredientes:
- Filetes de salmón de 300 gr

•Sal y pimienta negra al gusto.

•Salsa de perejil y almendras tostadas para servir.

Procedimiento:

1.   Calentar el horno a 230 °C.

2.   Frote sal y pimienta negra sobre el salmón.

3.   Coloque los filetes con la piel hacia abajo sobre una bandeja para hornear engrasada.

4.   Hornear durante 15 min.

5.   Cubra con salsa de perejil y sirva con calabaza al horno e.

Tus comentarios y recomendaciones son fundamentales

Los comentarios y recomendaciones son cruciales para que cualquier autor pueda alcanzar el éxito.Si has disfrutado de este libro, por favordeja un comentario, aunque solo sea una línea o dos,y házselo saber a tus amigos y conocidos. Ayudará a que el autor pueda traerte nuevos libros y permitirá que otros disfruten del libro.

¡Muchas gracias por tu apoyo!

www.ingramcontent.com/pod-product-compliance
Lightning Source LLC
Chambersburg PA
CBHW051721020426
42333CB00014B/1096